W0261405

Überreicht mit freundlicher Empfehlung.

MERCK

*Herrn Professor Dr. Hanns Kaiser,
dem Nestor der
klinischen Kortison-Forschung*

M. Stöhr

Kortison-Stoßtherapie bei multipler Sklerose

Mit 13 Abbildungen und 16 Tabellen

Springer-Verlag
Berlin Heidelberg New York London Paris
Tokyo Hong Kong Barcelona Budapest

Prof. Dr. Manfred Stöhr
Zentralklinikum Augsburg
Stenglinstr. 2
8900 Augsburg

ISBN-13: 978-3-540-54873-7   ISBN-13: 978-3-642-77137-8
DOI: 10.1007/978-3-642-77137-8

Die Deutsche Bibliothek – CIP-Einheitsaufnahme

Stöhr, Manfred:
Kortison-Stosstherapie bei Multipler Sklerose : mit 16 Tabellen / M. Stöhr. –
Berlin ; Heidelberg ; New York ; London ; Paris ; Tokyo ; Hong Kong ; Barcelona;
Budapest : Springer, 1992
   ISBN-13: 978-3-540-54873-7
WG: 33   DBN 92.104957.9   92.07.22
6033   dp

Die Wiedergabe von Gebrauchsnamen, Handelsnamen, Warenbezeichnungen usw. in diesem Werk berechtigt auch ohne besondere Kennzeichnung nicht zu der Annahme, daß solche Namen im Sinne der Warenzeichen- und Markenschutz-Gesetzgebung als frei zu betrachten wären und daher von jedermann benutzt werden dürften.

Produkthaftung: Für Angaben über Dosierungsanweisungen und Applikationsformen kann vom Verlag keine Gewähr übernommen werden. Derartige Angaben müssen vom jeweiligen Anwender im Einzelfall anhand anderer Literaturstellen auf ihre Richtigkeit überprüft werden.

Satz: FotoSatz Pfeifer GmbH, Gräfelfing
Druck- und Bindearbeiten: Appl, Wemding
2125/3130-54321

Inhaltsverzeichnis

Vorwort VII

1   **Pharmakologische Grundlagen der Therapie**
       mit Glukokortikoiden

1.1   Körpereigene Kortisolproduktion 1

1.2   Pharmakokinetik. 2

1.3   Wirkungsmechanismen der Glukokortikoide. 3

1.4   Richtlinien für die Therapie mit Kortikoiden
        (einschließlich der i.v. Stoßtherapie) 4

1.5   Interaktionen und Nebenwirkungen der
        Kortikoidtherapie 5

2   **Kortikoidtherapie der multiplen Sklerose**

2.1   Einleitung und pathophysiologische Grundlagen. 9

2.2   ACTH- und orale Glukokortikoidmedikation 10

2.3   Hochdosierte i.v. Stoßtherapie mit
        Methylprednisolon. 11

2.3.1   Unkontrollierte Therapiestudien 14

2.3.2   Kontrollierte Therapiestudien 17

2.4   Eigene Untersuchungen 21

2.4.1   Einleitung 21

2.4.2   Patientengut und Durchführung der Behandlung 24

2.4.3   Beurteilungskriterien. 25

2.4.4   Abhängigkeit der Behandlungsergebnisse
        von der Prednisolondosis. 29

2.4.5   Ansprechbarkeit verschiedener Krankheitssymptome
        auf die Stoßtherapie 31

2.4.6   Abhängigkeit des Therapieeffektes vom Krankheits-
        verlauf und vom Therapiebeginn. 33

2.4.7   Abhängigkeit des Therapieeffektes von der
        Krankheitsdauer 35
2.4.8   Nebenwirkungen 35
2.5   Bedeutung der neurophysiologischen und der
        kernspintomographischen Diagnostik bei der
        Beurteilung von Therapieeffekten 38
2.5.1   Neurophysiologische Diagnostik 38
2.5.2   Kernspintomographische (MRT-) Diagnostik
        der multiplen Sklerose 41
2.6   Falldarstellungen 45
2.7   Risiken und Nebenwirkungen der hochdosierten i.v.
        Kortikoidstoßtherapie 56
2.8   Synopsis der bisherigen Erfahrungen mit der
        hochdosierten i.v. Stoßtherapie mit Prednisolon oder
        Methylprednisolon 58

3   **Wirkungsmechanismen der Kortikoidstoßtherapie bei
        multipler Sklerose**
3.1   Ablauf akuter entzündlicher Reaktionen und deren
        Beeinflussung durch Kortikoide 61
3.2   Funktionelle Konsequenzen der Demyelinisierung. ... 63
3.3   Einflüsse der Kortikoidtherapie auf
        immunologische Parameter 67

4   **Empfehlungen zur Durchführung der hochdosierten i.v.
        Stoßtherapie mit Prednisolon bei multipler Sklerose**
4.1   Indikationen 71
4.2   Kontraindikationen 72
4.3   Aufklärung des Patienten 73
4.4   Praktische Durchführung der i.v.
        Prednisolonstoßtherapie 75

Literatur 77

Sachverzeichnis 83

Vorwort

> »Zweifellos ist eine hochdosierte
> i.v.-Stoßtherapie mit Methylpredni-
> solon gegenwärtig die Behandlung
> der Wahl beim akuten Schub einer
> Multiplen Sklerose.«
>
> (W. B. Matthews)

Patienten mit Multipler Sklerose, die oft schon in jungen Jahren erkran-
ken, verdienen unsere volle ärztliche und wissenschaftliche Aufmerk-
samkeit, um wenigstens die bescheidenen Hilfen, die bis heute verfügbar
sind, optimal einzusetzen. Eine dieser Hilfsmöglichkeiten, die seit etwa
zehn Jahren zum Einsatz kommt, ist die hochdosierte intravenöse Stoßtherapie mit Kortikoiden. Was auch immer die Ursache der Multiplen
Sklerose sein mag, der letzte Schritt bei immunologisch bedingter Demyelinisierung besteht in einem Makrophagen-vermittelten »Stripping«
von Markscheiden (Hughes, 1991). Hohe Kortikoiddosen sind aber eine
der effektivsten Möglichkeiten einer Hemmung der Makrophagenfunk-
tionen. Die meisten Neurologen, die Erfahrungen mit der hochdosierten
intravenösen Stoßtherapie mit Kortikoiden haben, sind von deren Überlegenheit über konventionelle Kortikoid- bzw. ACTH-Behandlungen
überzeugt, sei es in bezug auf Ausmaß und Geschwindigkeit der
Symptomrückbildung oder im Hinblick auf Nebenwirkungsarmut und
Verkürzung der Behandlungsdauer. Um so mehr erstaunt es, daß diese
Therapieform bislang an vielen neurologischen Kliniken unbekannt ge-
blieben ist.

Die vorliegende kleine Monographie über die hochdosierte intravenöse Stoßtherapie mit Kortikoiden stellt eine Zusammenfassung des gegen-
wärtigen Kenntnisstandes dar, wobei die umfangreichen eigenen Erfahrungen an über 600 Patienten mit eingebracht wurden.

Mein Dank gilt zunächst Herrn Prof. Dr. Kaiser, der mich vor vielen
Jahren auf diese in der Rheumatologie schon länger übliche Behandlungsform aufmerksam machte, bei vielen Fragen hilfreich zur Seite
stand und das Manuskript kritisch durchsah. Herr Dr. Baumann ermun-
terte mich, die eigenen Erfahrungen systematisch auszuwerten, und
unterstützte mich hierbei in vielfacher Weise.

Mein besonderer Dank gilt allen Mitarbeitern der Neurologischen Klinik Augsburg, die in der Untersuchung und Betreuung der MS-Patienten engagiert waren. Das Manuskript schrieb in bewährter Weise Frau Ulrich. Herrn Dr. Thiekötter und Herrn Oehm sowie ihren Mitarbeitern vom Springer-Verlag sei Dank für die stets angenehme Zusammenarbeit und die sorgfältige Herstellung.

Augsburg, Juli 1992   *M. Stöhr*

1 Pharmakologische Grundlagen der Therapie mit Glukokortikoiden

1.1 Körpereigene Kortisolproduktion

Kortisol wird in der Nebennierenrinde in einem zirkadianen Rhythmus gebildet, wobei maximale Plasmaspiegel (150-200 µg/l) in den frühen Morgenstunden vorliegen. Im Lauf des Tages resultiert ein allmählicher Abfall der Plasmakonzentration, wobei Tiefstwerte zwischen 24.00 und

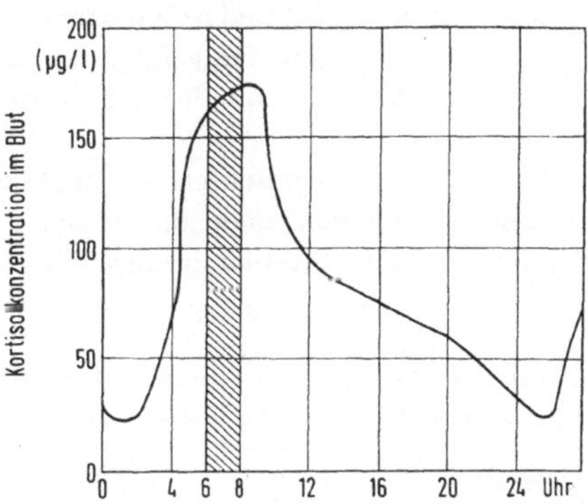

Abb. 1.1. Zirkadianer Rhythmus der endogenen Kortisolsekretion. (Mod. nach Loew 1990)

2.00 Uhr erreicht werden (Abb. 1.1.). Biosynthese und Ausschüttung von Kortisol unterliegen einem Regelkreis, wobei eine Abnahme der Serumkonzentration an freiem Kortisol zu einer Aktivierung des hypothalamisch-hypophysären Systems führt. Im Hypothalamus werden CRH (»corticotropin releasing hormone«) und Vasopressin (ADH) freigesetzt, wodurch die ACTH-Ausschüttung im Hypophysenvorderlappen (VL) aktiviert wird. ACTH aktiviert seinerseits die Nebennierenrinde zur Produktion und Freisetzung von Kortisol. Körpereigene ebenso wie exogen zugeführte Kortikoide supprimieren das gesamte System. Dabei ist die hemmende Wirkung von exogen zugeführten Kortikoiden am geringsten zur Zeit der höchsten physiologischen Kortisolausschüttung, so daß Kortikoidapplikationen nach Möglichkeit zwischen 6.00 und 8.00 morgens vorgenommen werden sollten (Loew 1990; Kaiser u. Kley 1992).

Die tägliche Kortisolproduktion beim Erwachsenen beträgt 15-40 mg, wobei unter Streßbedingungen ein Anstieg bis zum 10fachen möglich ist.

1.2 Pharmakokinetik

Das physiologisch gebildete Kortisol liegt nur zu etwa 10% in der biologisch aktiven Form vor; der überwiegende Anteil wird im Plasma an Transkortin gebunden und ist biologisch inaktiv. Die synthetischen Glukokortikoide besitzen eine geringe Bindung an Transkortin, eine hohe Bindung an Albumin und eine hohe Affinität zum zellulären Rezeptor (Loew 1990).

Die wichtigsten synthetischen Glukokortikoide sind Prednison, Prednisolon, Methylprednisolon und Dexamethason, wobei Prednison in der Leber rasch zu Prednisolon umgewandelt wird.

Tabelle 1.1 Plasmahalbwertszeit, biologische Halbwertszeit und Äquivalenzdosis von Glukokortikoiden (Nach Loew 1990)

Glukokortikoide	Plasma-halbwertszeit	Biologische Halbwertszeit	Äquivalenz-dosis [mg]	Cushing-Schwellen-dosis [mg]
Kortisol	1,3-1,9	8-12	30	30
Prednison	1,0-3,8	12-36	7,5	7,5
Prednisolon	1,9-4,2	12-36	7,5	7,5
Methylprednisolon	2,1-3,1	12-36	6,0	6,0
Fluocortolon	1,3-1,7	12-36	7,5	7,5
Triamcinolon	3,3-5,0	12-36	6,0	6,0
Paramethason	5,0	36-54	3,0	3,0
Dexamethason	3,4-6,6	36-54	1,0	1,0
Cloprednol	1,8	12-36	3,8	12,5
Betamethason	5,0-7,0	36-54	1,0	1,0

Der Vorteil der synthetischen Glukokortikoide gegenüber Kortisol liegt in der geringeren Mineralokortikoidwirkung. Alle synthetischen Präparate binden an den gleichen intrazellulären Rezeptor, und man kann aufgrund des heutigen Wissensstandes davon ausgehen, daß alle Präparate eine prinzipiell gleichartige pharmakodynamische Wirkung entfalten. Unterschiede ergeben sich dagegen in der Plasma- und biologischen Halbwertszeit, die in Tabelle 1.1 für die wichtigsten Präparate zusammengefaßt sind.

1.3 Wirkungsmechanismen der Glukokortikoide

Alle natürlichen und synthetischen Glukokortikoide binden an spezifische Rezeptoren, die sich an sämtlichen Zellen nachweisen lassen. Der Kortikoidrezeptorkomplex bindet sich nach Passage der Zellkernmembran an den Zellkern und löst die Bildung verschiedener Proteine aus, welche letztlich für die wichtigsten Kortikoidwirkungen verantwortlich sind (Kaiser u. Kley 1992). Die wichtigsten als Wirkungsvermittler gebildeten Proteine – die Lipokortine – hemmen die Phospholipase A2 und beeinflussen damit die Arachidonsäurekaskade. Hierauf wird die entzündungshemmende Wirkung der Glukokortikoide zurückgeführt.

Weiterhin hemmen Glukokortikoide die Bildung von Interleukin 1, ein vorwiegend in Makrophagen gebildetes Protein, das sich u.a. an T-Helferzellen bindet. Therapeutische Dosen von Glukokortikoiden hemmen die Interleukin-1-Bildung innerhalb von etwa 8 h (Zabel et al. 1990). Außer Interleukin 1 werden noch weitere Zytokine, z.B. Tumornekrosefaktor, Interleukin 2 und 6, gehemmt. Dadurch wird die entzündungshemmende und immunsuppressive Wirkung verstärkt. Auch die zellulären Wirkungen der Glukokortikoide laufen teilweise über die Beeinflussung der Zytokine. Diese Wirkungen sind Verminderung der Zahl der Lymphozyten, Monozyten und Eosinophilen und Anstieg der neutrophilen Leukozyten. Hierbei werden T-Lymphozyten stärker beeinflußt als B-Lymphozyten, T-Helferzellen stärker als T-Suppressorzellen.

In höheren Dosen besitzen Glukokortikoide einen Membraneffekt im Sinne einer Stabilisierung gegenüber chemischen und physikalischen Alterationen, möglicherweise durch Einlagerung der Steroide in Plasma-

und Organellenmembranen. Im Unterschied zu dem erst nach mehrstündiger Latenz einsetzenden antiphlogistischen und immunsuppressiven Effekt tritt die Membranwirkung bereits innerhalb einiger Minuten auf.

Schließlich besitzen Glukokortikoide einen antiödematösen Effekt, der – zumindest beim Hirnödem – nicht auf den entzüdungshemmenden oder antiexsudativen Effekt zurückgeführt werden kann, sondern der auf Membraneffekte und Veränderungen der Bluthirnschrankenfunktion zurückgeht (Kaiser u. Kley 1992).

1.4 Richtlinien für die Therapie mit Kortikoiden (einschließlich der i.v. Stoßtherapie)

Wegen der potentiellen Nebenwirkungen einer systemischen Glukokortikoidgabe (s. Abschn. 1.5) ist die Behandlung grundsätzlich auf einen möglichst kurzen Zeitraum zu begrenzen. Sofern dies aufgrund des Krankheitsbildes möglich ist, sollte der kurzfristigen aber hochdosierten Therapie mit Kortikoiden der Vorzug gegeben werden vor einer längerdauernden Behandlung mit Standarddosen. Wichtigster Grund hierfür ist die nach längerdauernder Behandlung einsetzende Störung des adrenalen Regelkreises; bereits nach 3- bis 4wöchiger Therapie mit Dosen von 30-40 mg Prednisonäquivalent ist dieser vollständig supprimiert (Kaiser u. Kley 1992). Dabei ist die resultierende Nebennierenrindeninsuffizienz mit entsprechender Beeinträchtigung der Streßreaktion nicht nur von der Kortikoiddosis und der Therapiedauer abhängig, sondern auch von der Beachtung bzw. Mißachtung des zirkadianen Rhythmus und der Wahl des Präparates. Dexamethason, andere fluorierte Derivate und besonders Depotpräparate bedingen eine vergleichsweise stärkere Suppression als Prednisolon. Um die Suppression der Hypothalamus-Hypophysenvorderlappen-Nebennierenrinden-Achse zu minimieren, ist daher die Gesamtdosis zwischen 6.00 und 8.00 Uhr morgens zu applizieren, wobei Substanzen mit kurzer biologischer Halbwertszeit (wie Prednisolon) vorzuziehen sind (s. Tabelle 1.1). Depotpräparate sind obsolet. Ein interessantes Phänomen ist die bei Multiple-Sklerose-Patienten offenbar vorliegende größere Resistenz des adrenalen Regelkreises gegenüber Kortikoiden. Trotz mehrwöchiger hochdosierter oraler Prednisongabe – teilweise eingeleitet durch eine 5tägige initiale i.v. Stoßtherapie mit

500 mg Methylprednisolon tgl. – erwiesen sich in einer Studie von Miró et al. (1990) sowohl die Kortisolspiegel im Serum als auch der ACTH- und Metopirontest als im wesentlichen unbeeinflußt. MS-Patienten scheinen somit eine relative Insensitivität gegenüber exogen zugeführten Gluko-kortikoiden aufzuweisen (Reder et al. 1987). Aber auch bei anderen Patientengruppen ist nach Tagesdosen von 500-1000 mg Prednisolon (bzw. Methylprednisolon) eine abrupte Beendigung der Therapie ohne Gefahr einer Nebennierenrindeninsuffizienz möglich, sofern die Gesamtdauer der Behandlung eine Woche nicht überschritten hat.

Außer der nahezu fehlenden Beeinflussung des adrenalen Regelkreises besitzt die i.v. Stoßtherapie die folgenden weiteren Vorzüge gegenüber einer oralen Kortikoidtherapie mit Standarddosen:
- rascherer Wirkungseintritt,
- ausgeprägterer therapeutischer Effekt,
- Verkürzung der Behandlungsdauer und des Klinikaufenthalts,
- fehlende Symptome eines Hyperkortizismus (Hatz u. Schalm 1986; Kaiser 1987; Wener 1987; Juli et al. 1988; Mackworth-Young et al. 1988).

Die gleichfalls als Alternative zur herkömmlichen oralen Kortikoidbehandlung entwickelte *intraspinale Steroidtherapie* chronisch entzündlicher ZNS-Erkrankungen (Kamen u. Erdman 1953; Sigwald et al. 1955) wurde mit der Erreichung hoher Wirkstoffspiegel am Ort des Krankheitsgeschehens und der Minimierung systemischer Effekte begründet. Beide Postulate ließen sich tierexperimentell nicht bestätigen (Fishman u. Christy 1965). Bernat (1981) vertritt die Ansicht, daß orale und i.v. Darreichungsformen mindestens ebenso wirksam und zudem risikoärmer sind als die intraspinale Steroidapplikation, und Matthews (1991) hält diese wegen des Risikos einer progressiven Arachnopathie für nicht empfehlenswert.

1.5 Interaktionen und Nebenwirkungen der Kortikoidtherapie

Praktisch wichtige pharmakodynamische Interaktionen ergeben sich bei Patienten, die unter einer Behandlung mit Phenytoin, Barbituraten oder Rifampicin stehen. Diese Mittel bewirken nämlich über eine Enzymin-duktion der Leber einen beschleunigten Abbau von Kortikoiden mit entsprechender Wirkungseinbuße.

Unter den bekannten Nebenwirkungen einer Kortikoidtherapie müssen solche, die bereits bei kurzfristiger Behandlung vorkommen, von solchen abgegrenzt werden, die ausschließlich nach Langzeittherapie beobachtet wurden, wie z.B. die Kortisonschäden am Auge. Die katabole Wirkung der Glukokortikoide mit vermehrtem Abbau von Proteinen wirkt sich besonders auf die quergestreifte Muskulatur und das Skelett aus. Als Folgen resultieren Muskelatrophien und myogene Paresen, besonders in der Oberschenkelmuskulatur, bzw. eine Osteoporose. Letztere wird durch eine vermehrte Kalziumausscheidung noch begünstigt.

Auch die bevorzugt an Schulter- und Hüftköpfen auftretenden aseptischen Knochennekrosen treten überwiegend bei langfristiger hochdosierter Therapie und nur ausnahmsweise bei 1- bis 8wöchiger Behandlungsdauer auf.

Eine iatrogene Nebennierenrindeninsuffizienz infolge Suppression des adrenalen Regelkreises (s. auch Abschn. 1.4) ist bei längerer Verabreichung von Steroiden in Dosen über 7,5-10 mg Prednisonäquivalent auch bei korrekter morgendlicher Einnahme möglich. Dies gilt besonders, wenn Präparate mit langer biologischer Halbwertszeit (z.B. Dexamethason) eingesetzt werden. Eine vollständig supprimierte Nebennierenrinde braucht Monate bis Jahre, bis wieder eine adäquate Reaktion auf ACTH eintritt (Kaiser u. Kley 1992). Die Streßbelastung des Organismus ist in dieser Phase reduziert, und es muß bei ungewöhnlichen Belastungen (z.B. Unfällen oder Operationen) eine Substitution vorgenommen werden.

Kortikoide gelten allgemein als Auslöser von Magen- und Duodenalgeschwüren, wobei große Studien allerdings keine signifikanten Unterschiede zwischen Kortikoid- und Plazebotherapie im Hinblick auf die Ulkushäufigkeit erbrachten (Conn u. Blitzer 1976; Messer et al. 1983). Eine Ulkusprophylaxe ist daher – außer bei Patienten mit bekannter Ulkusanamnese – unnötig (Kaiser u. Kley 1992).

Da Kortikoide die Glukoneogenese fördern, resultiert eine Blutzuckererhöhung bis hin zum sog. Steroiddiabetes. In Abhängigkeit vom Ausmaß der Entgleisung des Zuckerstoffwechsels ist eine kohlenhydratarme Diät ausreichend oder aber eine Insulintherapie erforderlich. Ein Steroiddiabetes ist nach Absetzen der Kortikoide prinzipiell reversibel.

Natrium- und Wasserretention sowie vermehrte Kaliumausscheidung mit etwaiger Hypokaliämie sind Ausdruck der mineralokortikoiden Wirkung, die in geringem Umfang auch den synthetischen Derivaten zukommt. Mögliche Folgeerscheinungen sind eine Ausbildung klinisch manifester Ödeme sowie eine arterielle Hypertonie. Unter einer Kortikoidtherapie ist deshalb eine natriumarme Kost empfehlenswert. Bei gleichzeitiger Einnahme von Laxanzien und Diuretika ist unter der Therapie auf den Kaliumhaushalt zu achten und u.U. eine Kaliumsubstitution durchzuführen. Bei Patienten mit chronischer Niereninsuffizienz und Einnahme hoher Furosemiddosen sind unter i.v. Stoßtherapie schwere Herzrhythmusstörungen, z.T. mit Herzstillstand und Todesfolge, gesehen worden. Solche Komplikationen sind besonders bei vorbestehender Hypokaliämie und rascher Infusionsgeschwindigkeit mit hierdurch ausgelöstem kritischem intrazellulärem Kaliumverlust zu erwarten. Solche Risikopatienten sollten deshalb nur in der Klinik unter fortlaufender Überwachung eine Kortikoidstoßtherapie erhalten, wobei die Infusionsdauer ½-1 h betragen sollte. Auch bei Nichtrisikopatienten erscheinen diese Maßnahmen zweckmäßig.

Sehr selten beobachtete allergische Reaktionen, bis hin zum anaphylaktischen Schock nach i.v. Verabreichung von Kortikoiden, beruhen vermutlich auf einer Allergie gegenüber dem Ester, dem Lösungsmittel oder einem pharmazeutischen Zusatz (Kaiser u. Kley 1992). Bei MS-Patienten ist eine anaphylaktische Reaktion bisher nur in einem einzigen Fall beobachtet worden. Wegen der nicht seltenen hereditären Fruktoseintoleranz sollte als Trägerlösung 5%ige Glukose oder 0,9%ige NaCl-Lösung Verwendung finden (Steegmanns et al. 1990). Die psychomotorisch stimulierende Wirkung der Glukokortikoide äußert sich teilweise in subjektiv angenehmer Form mit Euphorisierung der Stimmungslage und Verbesserung der Initiative, häufiger in Form von innerer Unruhe, nervöser Reaktionsbereitschaft sowie Ein- und Durchschlafstörungen. In knapp 0,5% der Behandlungsfälle sollen Psychosen induziert werden (Danielson et al. 1981), überwiegend unter dem Bild einer depressiven Verstimmung, seltener als maniformes oder paranoid-halluzinatorisches Syndrom. Dabei kann sich eine solche Symptomatik bereits innerhalb der ersten 2 Behandlungswochen ausbilden.

Wegen einer Herabsetzung der Krampfschwelle kann unter einer Kortikoidtherapie als Komplikation ein epileptischer Anfall auftreten. Bei bekanntem Anfallsleiden sollte eine Kortikoidtherapie nur unter einer wirksamen antikonvulsiven Therapie durchgeführt werden.

Ernsthafte Komplikationen der Stoßtherapie stellen Infektionen dar; nicht behandelte Infektionen gelten daher als Kontraindikation, und lokale Infekte (z.B. im Bereich der Harnwege) müssen vor Beginn einer Stoßtherapie saniert werden.

Seltene und schwer erklärbare Nebenwirkungen der Stoßtherapie sind Arthralgien, Myalgien und nichtentzündliche Gelenkergüsse. An subjektiv störenden Begleiterscheinungen finden sich während der Infusion Gesichtsrötung, Völlegefühl im Kopf, metallischer Geschmack sowie vermehrtes Schwitzen.

Im Rahmen der Stoßtherapie der multiplen Sklerose mit tgl. 500 mg Prednisolon oder Methylprednisolon über 5 Tage spielen die genannten Nebenwirkungen kaum je eine Rolle mit Ausnahme der häufigen Harnwegsinfekte, die vor Einleitung der Therapie saniert werden müssen. Die nicht seltene innere Unruhe mit Reizbarkeit und Schlafstörungen macht gelegentlich die kurzfristige Verabreichung eines Hypnotikums aus der Benzodiazepinreihe erforderlich.

Die sich aus den potentiellen Nebenwirkungen ergebenden absoluten und relativen Kontraindikationen sind in Tabelle 1.2 aufgelistet.

Tabelle 1.2. Kontraindikationen der Therapie mit Kortikoiden
(Mod. nach Kaiser 1987)

Absolute Kontraindikationen	
	Akute Virusinfektionen
	HBsAg-positive chronisch aktive Hepatitis
	Parasitosen
Relative Kontraindikationen	
	Magen- und Duodenalulzera
	Bakterielle Infektionen
	Systemische Mykosen
	Ausgeprägte arterielle Hypertonie
	Schwerer Diabetes mellitus
	Osteoporose
	Vorausgegangene oder floride Psychose
	Glaukom
	Hypalbuminämie
	Wachstumsalter
Relative Kontraindikationen der i.v. Stoßtherapie	
	Kardiopathie mit Rhythmusstörungen
	Schwere Nephropathie mit Elektrolytstörungen (Hypokaliämie)
	Epilepsien

2 Kortikoidtherapie der multiplen Sklerose

2.1 Einleitung und pathophysiologische Grundlagen

Die Behandlung der multiplen Sklerose (MS) mit Glukokortikoiden oder ACTH – welches über die in der Nebennierenrinde induzierte Kortisolfreisetzung wirksam wird – begründet sich auf die pathophysiologischen Vorstellungen über diese Erkrankung.

Epidemiologische Studien bei MS zeigten eine Beziehung zu geographischen und genetischen Faktoren, wobei in Europa eine Inzidenz von etwa 1‰ vorliegt. Immunologischen Mechanismen scheint dabei eine ausschlaggebende Bedeutung zuzukommen, wobei es immer unwahrscheinlicher wird, daß sich die Erkrankung auf eine einzelne Ursache – wie z.B. eine bestimmte vorausgehende Virusinfektion oder Autoimmunreaktion – zurückführen läßt und heterogene Ursachen und pathogenetische Mechanismen vorzuliegen scheinen (Hughes 1991). Vermutlich können unterschiedliche Infektionen bei prädisponierten Personen eine Autoimmunreaktion gegen Myelin innerhalb des ZNS auslösen, wobei die oft schubförmige Krankheitsaktivität letztlich unerklärt ist und hypothetisch auf unspezifische (z.B. durch interkurrente Infekte ausgelöste) Störungen der Blut-Hirn-Schranke zurückgeführt wird, welche das Eindringen von Plasmabestandteilen und aktivierten T-Lymphozyten ermöglicht (Hafler u. Weiner 1987). Die gemeinsame pathogenetische Endstrecke aller Krankheitsfälle scheint dabei in einer immunologisch vermittelten Entmarkung zu liegen, wobei Makrophagen eine entscheidende Rolle zukommt. Deren Aktivität läßt sich nun durch hohe Kortikoiddosen wirksam hemmen (Hughes 1991). Weitere, in diesem Zusammenhang bedeutsame Kortikoideffekte bestehen in einer Hemmung der Einwanderung immunkompetenter Zellen in das ZNS, einer Verminderung der intrathekalen IgG-Synthese, einer Abdichtung der Blut-Hirn-Schranke sowie einer Reduktion des perifokalen Ödems. Außer auf diese mehr theoretischen Überlegungen begründet sich die Kortikoidtherapie der multiplen Sklerose selbstverständlich auch auf empirisch ermittelte –

insgesamt positive – Behandlungsergebnisse. Seit etwa 30 Jahren wird die Kortikoidbehandlung der MS besonders bei akuten Schüben in großem Umfang durchgeführt, nachdem erste Studien eine verkürzte Schubdauer und raschere Symptomrückbildung gezeigt hatten (Miller et al. 1961; Tourtellotte u. Haerer 1965; Rose et al. 1970). Dagegen ließen sich schon in den ersten Studien keine positiven Auswirkungen auf den langfristigen Verlauf der Erkrankung erkennen (Fog 1964; Rose et al. 1970).

2.2 ACTH- und orale Glukokortikoidmedikation

Bis zu Beginn der 80er Jahre existierten 2 geläufige Therapievarianten akuter MS-Schübe: die orale Glukokortikoidtherapie (meist mit Prednison) sowie die ACTH-Therapie. Beide Verfahren erwiesen sich bei ausreichenden Dosen – zumindest bei einem Teil der Patienten – als wirksam, wobei allerdings der Wirkungseintritt oft verzögert erfolgte und längerfristige Behandlungen vielfach ein iatrogenes Cushing-Syndrom sowie einen endogenen Hypokortisolismus zur Folge hatten.

Die Behandlung akuter MS-Schübe mittels ACTH durch Alexander et al. (1961) und Miller et al. (1961) mit guter Symptombesserung innerhalb einiger Wochen machte diese Therapieform weltweit populär, wobei nie eine einsichtige Begründung für die Bevorzugung von ACTH anstelle synthetischer Glukokortikoide gegeben wurde. 1970 wurden von Rose et al. die Ergebnisse einer großen Multicenterstudie publiziert, wobei die ACTH-Gruppe gegenüber der Plazebogruppe besonders in der Anfangsphase deutlich besser abschnitt, was die weitere Ausbreitung der ACTH-Therapie bestärkte. Kritisch eingewandt wurde gegenüber dieser Studie die relativ niedrige initiale ACTH-Dosis von 2mal 40 IE tgl. für 1 Woche und der kurze Behandlungszeitraum mit Ausschleichen der Therapie bereits innerhalb der 2. Woche (Matthews et al. 1991). In der Folgezeit avancierte die ACTH-Gabe zur Standardtherapie akuter MS-Schübe, wobei die Behandlungsdauer teilweise auf 3-4 Wochen ausgedehnt wurde.

Die gegenüber dem natürlichen ACTH geringere Allergisierungsrate des synthetischen Tetracosactid (Synacthen; initial 2mal 0,25 mg/die i.v.) führte zum verbreiteten Einsatz dieser Darreichungsform v.a. in Mitteleuropa.

Einwände gegenüber der ACTH-Therapie ergaben sich besonders aus der Tatsache, daß die hierdurch induzierte Freisetzung von Glukokortikoiden in der Nebennierenrinde deutlichen intra- und interindividuellen Schwankungen unterliegt und darüber hinaus bei MS-Patienten vermindert zu sein scheint (Maida u. Summer 1979; Snyder et al. 1981). Aus diesen Gründen erfolgten vielfach auch orale Prednisonbehandlungen mit Initialdosen um 75-100 mg, ohne daß allerdings den ACTH-Studien vergleichbare Überprüfungen des Behandlungseffektes vorgenommen wurden.

2.3 Hochdosierte i.v. Stoßtherapie mit Methylprednisolon

Aufgrund der teils unbefriedigenden Behandlungsergebnisse der oralen Glukokortikoidtherapie und der ACTH-Behandlung und der bei längerer Therapiedauer nicht unerheblichen Nebenwirkungen bestand ein Bedarf an alternativen Therapieformen. Nachdem auch die Ergebnisse der intrathekalen Steroidapplikation enttäuschend verliefen (s. Abschn. 1.4), lag es nahe, die in der Transplantationsmedizin, bei Kollagenosen und Glomerulonephritis bewährte hochdosierte i.v. Stoßtherapie mit Methylprednisolon auch in die Therapie der multiplen Sklerose einzuführen, in der Hoffnung, damit eine wirksamere und nebenwirkungsärmere Behandlungsmethode zu etablieren.

Seit 1980 erschienen eine größere Zahl von Erfahrungsberichten und Studienergebnissen über diese Behandlungsform, wobei überwiegend akute MS-Schübe behandelt wurden. Insgesamt waren die mit dieser Therapieform gewonnenen Erfahrungen in bezug auf Wirkungseintritt, Grad der erreichten Besserung, Prozentsatz der positiv reagierenden Patienten und Verträglichkeit der Behandlung so positiv, daß Hughes diese kürzlich in einem Editorial als die am meisten zu empfehlende Behandlungsmethode bezeichnete (Hughes 1991). Im folgenden werden die wichtigsten bisher publizierten Arbeiten zur i.v. Stoßtherapie mit Methylprednisolon vorgestellt, wobei zu den Risiken und den Wirkungsmechanismen in späteren Kapiteln (2.7 und 3) Stellung genommen wird.

Die hochdosierte i.v. Stoßtherapie mit Methylprednisolon wurde in den vergangenen Jahren auch bei einer Reihe andersartiger neurologischer Erkrankungen erprobt, so bei *Myasthenia gravis* (Arsura et al. 1985), *Dermatomyositis* (Laxer et al.

Tabelle 2.1. Übersicht über einige wichtige Studien über die Behandlung der multiplen Sklerose mit Glukokortikoiden oder ACTH; *MePr* Methylprednisolon, *IE* internationale Einheiten, *KG* Körpergewicht. (Nach Beer u. Kesselring 1991)

	Studienform	Anzahl Patienten im Schub	Anzahl therapierter Patienten	Dosierung/ Therapiedauer	Resultate
ACTH: Miller et al. 1961	Kontrolliert, doppelblind	40	22	2mal 60 IE ACTH über 3 Wochen ausschleichend	– signifikant bessere Erholung der ACTH-Gruppe
Rose et al. 1970	Kontrolliert, doppel-blind, randomisiert	197	103	2mal 40 IE ACTH über 2 Wochen ausschleichend	– Signifikant schnellere Erholung der ACTH-Gruppe – kein Unterschied nach 4 Wochen
Methylprednisolon: Bindor et al. 1980	Offen, nicht kon-trolliert, Dosierung randomisiert	32	32	1 g MePr einmalig bei 17 Pat. 1 g MePr/Tag über 5 Tage bei 15 Patienten	– Signifikant bessere Erholung in Gruppe 2 nach 1 Woche
Durelli et al. 1986	Kontrolliert, doppel-blind, randomisiert	23	11	1 g MePr/Tag über 2 Wochen	– Signifikant bessere Erholung in der MePr-Gruppe in den ersten 2 Wochen

Milligan et al. 1987	Kontrolliert, doppel-blind, randomisiert	22	13	500 mg MePr/Tag über 5 Tage	– Signifikant schnellere Erholung in der MePr-Gruppe – signifikante Besserung der Spastik
ACTH vs. Methyl-prednisolon: Abbruzzese et al. 1983	Randomisiert, nicht kontrolliert	60	30/30	1 mg Tetracosactid/Tag über 2 Wochen 20 mg/kg KG MePr/Tag über 2 Wochen ausschleichend	– Signifikante Besserung nach 2 Wochen in beiden Gruppen – kein signifikanter Unterschied zwischen beiden Gruppen
Barnes et al. 1985	Randomisiert, nicht kontrolliert, doppel-blind	25	11/14	80 IE ACTH/Tag über 4 Wochen ausschleichend 1 g MePr/Tag über 7 Tage	– Signifikant schnellere Erholung in Gruppe 2 im 1. Monat – kein Unterschied nach 3 Monaten
Thompson et al. 1989	Randomisiert, nicht kontrolliert, doppel-blind	61	32/29	80 IE ACTH/Tag über 2 Wochen ausschleichend 1 g MePr/Tag über 3 Tage	– Signifikante Besserung in beiden Gruppen – kein signifikanter Unterschied zwischen beiden Gruppen

1987), *Guillain-Barré-Syndrom* (Haaß et al. 1988) und *Glioblastoma multiforme* (Ellemann et al. 1988). Da die bisherigen Erfahrungen mit der Kortikoidstoßtherapie bei diesen Erkrankungen zu gering sind, um eine Empfehlung abgeben zu können, beschränken sich die folgenden Ausführungen auf den Einsatz dieser speziellen Therapieform bei multipler Sklerose.

Eine Übersicht über die wichtigsten bislang publizierten Studien über die Kortikoidtherapie der multiplen Sklerose zeigt Tabelle 2.1.

2.3.1 Unkontrollierte Therapiestudien

Dowling et al. (1980) waren die ersten Autoren, die über positive Erfahrungen der hochdosierten i.v. Gabe von Methylprednisolon bei akuten MS-Schüben berichteten. Die Patienten erhielten initial 300 mg Methylprednisolon i.v. und anschließend 150 mg i.v. alle 6 h über 2½ Tage hinweg, bis eine Gesamtdosis von 1500 mg erreicht war. Von den insgesamt 7 behandelten Patienten zeigten 5 eine gute Reaktion, wobei das fehlende Ansprechen bei 2 Patienten auf einen späten Behandlungsbeginn zurückgeführt wurde. Als besonders eindrucksvoll erwies sich das Behandlungsergebnis bei einem Patienten mit linksseitiger Optikusneuritis, der zuvor erfolglos mit oraler Prednisontherapie behandelt worden war und unter der hochdosierten i.v. Methylprednisolontherapie innerhalb von 39 h nach Behandlungsbeginn eine Normalisierung des Visus aufwies. Die Autoren betonen, daß trotz der Möglichkeit von Spontanremissionen eine so rasche und überzeugende Symptombesserung auf die Behandlung zurückzuführen sei und nicht aus dem Spontanverlauf der Erkrankung erklärt werden könnte.

Buckley et al. (1982) beobachteten bei 6 aufeinanderfolgenden Patienten mit schweren MS-Schüben eindrucksvolle klinische Besserungen mit einer Änderung des mittleren Behinderungsscores von 7,3 vor Therapiebeginn auf 4,2 10 Tage später. Der Beginn der Besserung setzte dabei jeweils bereits innerhalb der ersten Stunden nach Therapiebeginn ein, was nach Meinung der Autoren eine Spontanremission der Erkrankung weitgehend ausschließt.

Newman et al. (1982) berichten über 98 Behandlungszyklen bei 61 Patienten, wobei die Ergebnisse in 32 Fällen als gut, in 47 Fällen als mäßig und in 19 Fällen als ineffektiv eingeschätzt wurden. Die Behandlung erfolgte in Form von i.v. Injektionen von je 1000 mg Methylprednisolon tgl. über 5-7 Tage mit anschließender oraler Prednisolontherapie in absteigender Dosis über eine weitere Woche. Insgesamt äußern sich die Autoren: »Wir waren überaus beeindruckt durch die Geschwindigkeit und das Ausmaß der Besserung, das wir bei den Methylprednisolon-behandelten Patienten beobachtet haben, von denen ein beträchtlicher Anteil innerhalb 24 Stunden nach der ersten Injektion eine dramatische Besserung aufwies.« Als sehr positiv wird auch die wesentlich bessere Verträglichkeit im Vergleich zur konventionellen oralen Steroidtherapie bewertet und das Fehlen ernsthafter Nebenwirkungen herausgestellt. Gleichzeitig wird klar betont, daß durch diese Therapie lediglich der akute Schub beeinflußt wird, ohne daß hiermit der nächste Schub verhindert oder verzögert würde.

Murray u. Szerb (1982) verabreichten bei 30 Patienten mit sicherer MS 1000 mg Methylprednisolon jeden 2. Tag, wobei insgesamt 5 Dosen gegeben wurden. Bei 28 Patienten trat eine Besserung ein, die als größer eingeschätzt wurde, als ohne Behandlung zu erwarten gewesen wäre. Die eindrucksvollste Änderung ergab sich dabei im Hinblick auf das Gangbild. Am günstigsten reagierten jüngere Patienten mit geringerem Behinderungsgrad und kürzerer Krankheitsdauer.

Abbruzzese et al. (1983) verglichen die Wirkung von 20 mg/kg KG Methylprednisolon tgl. über 3 Tage mit der von ACTH (1 mg i.v. tgl.) und fanden in der Methylprednisolongruppe einen rascheren Wirkungseintritt.

Über sehr günstige Ergebnisse berichten *Goas et al. (1983)* bei 13 Patienten, die 1000 mg Methylprednisolon i.v. tgl. über 5 Tage hinweg erhalten hatten. 10 der Patienten besserten sich sehr rasch und in einem überraschenden Ausmaß, so daß z.B. ein bettlägriger Patient wieder gehfähig wurde und sich der Visus eines anderen Patienten nach Abschluß der Behandlung von 0,2 auf 1,0 gebessert hatte. 9 der 13 Patienten waren bei einem früheren Schub mit ACTH behandelt worden; in allen diesen Fällen wurde die Wirkung der Methylprednisolontherapie als effektiver, d.h. rascher und stärker, eingeschätzt. Eine Abhängigkeit der Wirkung vom Alter der Patienten und von der Krankheitsdauer wurde nicht festgestellt.

Riffel u. Stöhr (1985) verglichen die Behandlungsergebnisse von 15 Patienten, die an 5 aufeinanderfolgenden Tagen je 1 g Prednisolon i.v. erhielten, mit denen von 9 Patienten mit konventioneller ACTH-Therapie. Eindrucksvoll war dabei in der Prednisolongruppe der raschere Wirkungseintritt und das größere Ausmaß der Symptombesserung. Außerdem wurde auf ein sozialmedizinisch wichtiges Faktum hingewiesen, nämlich die Verkürzung des Krankenhausaufenthaltes in der Prednisolongruppe um 5 Tage.

Willoughby (1985) fand bei hochdosierter i.v. Methylprednisolontherapie über 4 Tage bei 28 Patienten meist bereits nach *einem* Therapiezyklus eine gute Besserung, die bei $^1/_3$ der Patienten als »dramatisch« bezeichnet wurde. Bei unzureichender Wirkung wurden 2 oder mehr Behandlungszyklen durchgeführt, die bei etwa 40% der noch verbliebenen Patienten eine Besserung erbrachten.

Ohno et al. (1987) führten an 27 MS-Patienten im akuten Schub eine retrospektive Untersuchung durch. 11 Patienten erhielten 30-60 mg Prednisolon oral (Gruppe I), weitere 11 Patienten je 1000 mg Methylprednisolon i.v. über 3 Tage und daran anschließend 100 mg Prednisolon i.v. (Gruppe IIa), und 5 Patienten wurden mit 100 mg Prednisolon i.v. tgl. (Gruppe IIb) therapiert, wobei diese unterschiedlichen Therapieformen über 1-2 Wochen durchgeführt wurden. Im Anschluß daran erfolgte eine orale Prednisolonbehandlung mit ausschleichender Dosierung über mehrere Wochen. Beim Vergleich der oralen Prednisolongabe (Gruppe I) mit den beiden i.v. Verabreichungen (Gruppe IIa und Gruppe IIb) ergab sich insofern ein deutlicher Unterschied, als in Gruppe I die EDSS (»expanded disability status scale«) von 6,8 auf 6,3, in Gruppe II dagegen von 5,6 auf 4,2 innerhalb von 4 Wochen abfiel. Bei Berücksichtigung der verschiedenen mit dieser Behinderungsskala erfaßten Funktionen wiesen die visuellen und die Hirnstammfunktionen die ausgeprägtesten Besserungen auf. Beim Vergleich der Gruppen IIa und IIb fand sich in ersterer innerhalb der ersten Woche bei 72,7% der Patienten eine Besserung, in Gruppe IIb lediglich bei 40%. Die in Gruppe IIa während der ersten 3 Behandlungstage verabreichte hohe Tagesdosis von 1000 mg Methylprednisolon erwies sich somit als deutlich effektiver.

Abb. 2.1. Behandlung von 25 Patienten mit akutem Schub einer multiplen Sklerose mit Methylprednisolon (●—●; n = 14) bzw. ACTH (o---o; n = 11) Statistisch signifikante (p < 0,05) ausgeprägtere Besserung nach Methylprednisolon- gegenüber ACTH-Therapie. (Mod. nach Barnes et al. 1985)

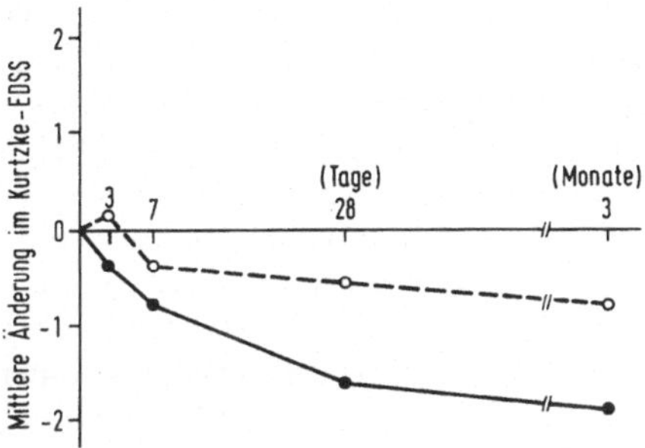

2.3.2 Kontrollierte Therapiestudien

Die erste Doppelblindstudie bei hochdosierter i.v. Methylprednisolon-therapie erfolgte durch *Barnes et al. (1985)*, wobei 14 der insgesamt 25 Patienten Methylprednisolon (1 g tgl. über 7 Tage), 11 Patienten ACTH erhielten (je 7 Tage 80, 60, 40 und schließlich 20 IE). In die Studie wurden Patienten mit sicherer multipler Sklerose bis zu 4 Wochen nach Beginn eines akuten Schubs aufgenommen. Beim Vergleich der beiden Gruppen zeigten die mit Methylprednisolon behandelten Patienten 3 Tage und 28 Tage nach Therapiebeginn eine signifikant bessere Symptom-rückbildung, während sich der Unterschied nach 3 Monaten als nicht mehr signifikant erwies (Abb. 2.1). Wichtigstes Ergebnis dieser verglei-chenden Untersuchung ist der raschere Wirkungseintritt unter hochdo-sierter i.v. Methylprednisolontherapie im Vergleich zur konventionellen ACTH-Behandlung.

Durelli et al. (1986) führten an 23 Patienten mit sicherer MS eine Dop-pelblindstudie durch, wobei 10 Patienten der Plazebogruppe zugeordnet wurden, während 13 Patienten eine i.v. Methylprednisolongabe erhiel-ten (initial 15 mg/kg KG tgl. mit stufenweiser Dosisreduktion auf 1 mg/kg KG tgl. innerhalb von 2 Wochen); anschließend erfolgte eine orale Weiterbehandlung mit 100 mg Prednisolon mit stufenweiser Dosisreduk-tion über 4 Monate hinweg. In der Methylprednisolongruppe besserten sich 12 von 13 Patienten signifikant innerhalb von 3-6 Tagen nach Thera-piebeginn; in der Folgezeit verstärkte sich die Besserung, bis nach

15-45 Tagen ein Endzustand erreicht war. Gegenüber der Plazebogruppe zeigte sich ein signifikant besserer Verlauf am 5. und 15. Behandlungstag, wobei besonders pyramidale, zerebelläre, Hirnstamm-, sensible und Blasen-Mastdarm-Symptome günstig beeinflußt wurden. In der Plazebogruppe zeigten während der ersten 15 Tage 4 der 10 Patienten eine leichte Besserung. Im Anschluß an diese initiale Behandlungsphase erhielt auch die Plazebogruppe eine orale Glukokortikoidtherapie über 4 Monate, worunter 9 der 10 Patienten eine signifikante Besserung aufwiesen. Die Autoren schließen aus ihren Untersuchungen, daß die hochdosierte i.v. Methylprednisolontherapie in der Lage ist, innerhalb weniger Tage einen signifikanten therapeutischen Effekt herbeizuführen und die Schubdauer deutlich zu verkürzen.

Milligan et al. (1987) behandelten in einer randomisierten und plazebokontrollierten Doppelblindstudie insgesamt 50 Patienten mit multipler Sklerose, davon 22 mit akutem Schub und 28 mit chronisch-progressiver Erkrankung. Die Behandlungsgruppe erhielt jeweils 500 mg Methylprednisolon i.v. über 5 Tage. Die 13 behandelten Patienten mit schubförmigem Verlauf wurden bis zu 8 Wochen nach Beginn des Schubes in die Studie aufgenommen, wobei 8 dieser Patienten bereits eine Woche nach Therapiebeginn eine Besserung aufwiesen, z.T. um mehrere Grade auf der EDSS (Kurtzke 1983). Nach 4 Wochen zeigten 10 der 13 Patienten eine Besserung um mindestens 1 Grad, während die übrigen 3 Patienten keine Befundänderung aufwiesen. Damit ergab sich gegenüber der Kontrollgruppe von 9 Patienten (2 gebessert, 4 unverändert, 2 verschlechtert, 1 wegen Psychose ausgeschieden) ein eindrucksvoller Behandlungserfolg (Tabelle 2.2).

Unter den 28 Patienten mit chronisch-progressiver Verlaufsform erhielten 13 die Stoßtherapie mit je 500 mg Methylprednisolon über 5 Tage. Bei immerhin 6 dieser Patienten trat dabei eine Besserung auf, was in der Kontrollgruppe in keinem Fall vorkam. Bei Berücksichtigung der verschiedenen beeinträchtigten Funktionen fiel auf, daß bei allen 6 Patienten eine Besserung der spastischen Paresen zu beobachten war, bei 2 weiteren Patienten außerdem eine solche sensibler Funktionsstörungen. Andere beeinträchtigte Funktionen blieben dagegen unbeeinflußt. Aus diesem Ergebnis wurde auf einen substanzeigenen direkten Effekt

Tabelle 2.2 Behandlungsergebnisse von mit Methylprednisolon behandelten Patienten mit akutem Schub (*oben*) und von Patienten mit chronisch-progredienter MS (*unten*). (Nach Milligan et al. 1987)

Patienten mit akutem Schub

Patient Nr.	Behinderungsgrad (nach EDSS Kurtzke [1983])		
	Vor Therapie	Nach 1 Woche	Nach 4 Wochen
1	7	2,5	2
2	3,5	3,5	2,5
3	6,5	4	3
4	6	3	2
5	6,5	6	6
6	3,5	2	1
7	3,5	3	2
8	9	8,5	8,5
9	5,5	2,5	2
10	4	3	2
11	3,5	2,5	2,5
12	4	3	2
13	4	4	4

Patienten mit chronisch-progredienter MS

Patient Nr.	Behinderungsgrad (nach EDSS Kurtzke [1983])		
	Vor Therapie	Nach 1 Woche	Nach 4 Wochen
23	6	6	6
24	3,5	2,5	2,5
25	6	5,5	5
26	7	7,5	7
27	6,5	6	4
28	4,5	3,5	3,5
29	6	6	6
30	6,5	6	6
31	9,5	9,5	9,5
32	6	6	6
33	2,5	1,5	1
34	6,5	6,5	5,5
35	7	7	7

auf die Spastizität geschlossen. Bezüglich der Verträglichkeit zeigen sich die Autoren überrascht über das Fehlen nennenswerter Nebenwirkungen, wie sie unter längerer ACTH- oder oraler Kortikoidtherapie vorkommen.

Beim Vergleich der Behandlungsergebnisse zwischen der Patientengruppe mit akutem Schub und der mit chronisch-progredientem Krankheitsverlauf (Abb. 2.2) ergibt sich ein eindeutig besseres Abschneiden der ersten Gruppe, sowohl in bezug auf das Ausmaß als auch auf die Häufigkeit beobachteter Besserungen.

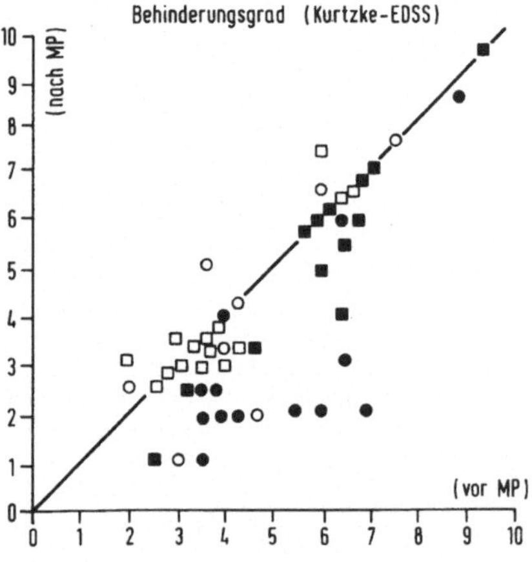

Abb. 2.2. Behinderungsgrade (nach der Kurtzke-EDSS) vor (*Abszisse*) und 4 Wochen nach (*Ordinate*) Behandlung bei 50 Patienten mit multipler Sklerose. Verbesserungen im klinischen Befund sind durch ein Zeichen unterhalb der Diagonalen angezeigt, Verschlechterungen durch ein Zeichen darüber; ● akuter Schub, Therapie mit 5mal 500 mg Methylprednisolon i.v., ○ akuter Schub, Plazebotherapie, ■ chronisch-progrediente Erkrankung, Therapie mit 5mal 500 mg Methylprednisolon i.v., □ chronisch-progrediente Erkrankung, Plazebotherapie; die statistische Analyse zeigt einen signifikanten Effekt der Methylprednisolonbehandlung (t = -3,85, p < 0,001). (Mod. nach Milligan et al. 1987)

Ein Wirkungsvergleich der i.v. Methylprednisolonstoßtherapie mit der ACTH-Behandlung beim akuten Schub von MS-Patienten erfolgte durch *Thompson et al. (1989)* in einer Doppelblindstudie an 61 Patienten mit sicherer MS, die innerhalb von 4 Wochen nach Schubbeginn zur Behandlung kamen. Dabei wurden nur solche Patienten in die Studie aufgenommen, bei denen noch keine spontane Remissionstendenz erkennbar war und die in den vergangenen 6 Monaten keine Steroide eingenommen hatten. Gruppe A erhielt 1000 mg Methylprednisolon tgl. über 3 Tage, Gruppe B eine konventionelle ACTH-Behandlung über 16 Tage mit einer Initialdosis von 80 IE tgl. In beiden Gruppen ergaben sich signifikante Besserungen, ohne daß eindeutige Unterschiede bezüglich Geschwindigkeit und Ausmaß der Symptomrückbildung deutlich wurden (Abb. 2.3). Kritisch anzumerken bleibt die mit 3 Tagen recht kurze Behandlungsdauer in der Methylprednisolongruppe. Trotz der fehlenden Überlegenheit der Methylprednisolonstoßtherapie in bezug auf die Schubbeeinflussung wurde deren geringere Nebenwirkungsrate positiv vermerkt, außerdem der durch die kürzere Behandlungsdauer erzielte Zeitgewinn.

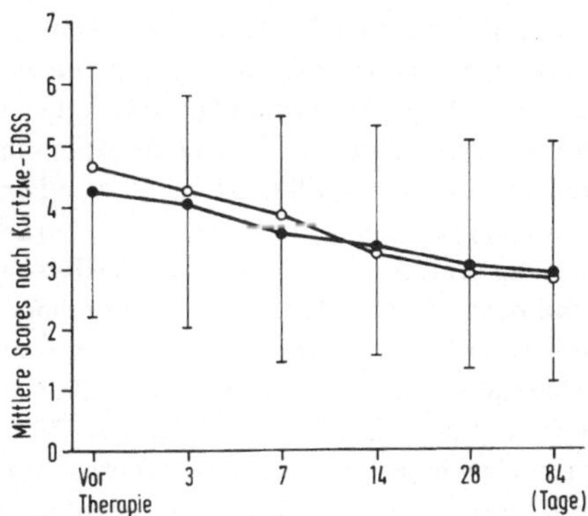

Abb. 2.3. Vergleich der Methylprednisolon-(o–o) mit der ACTH-Therapie (•–•) beim akuten Schub von multipler Sklerose. In beiden Behandlungsgruppen resultiert während der 12-wöchigen Beobachtungszeit eine Besserung des mittleren Behinderungsgrades nach Kurtzke, ohne daß sich statistisch erkennbare Unterschiede zwischen beiden Behandlungsformen erkennen lassen. (Mod. nach Thompson et al. 1989)

2.4 Eigene Untersuchungen

2.4.1 Einleitung

Die moderne Medizin negiert weithin die therapeutische Erfahrung am Krankenbett, das »clinical judgement«, und erkennt nur noch statistische Analysen der aus kontrollierten, randomisierten und doppelblinden Studien gewonnenen Daten als gültig an. In dieser Haltung wird sie durch die

oft recht unkritischen Aussagen in der sog. Erfahrungsmedizin noch be-
stärkt. Man sollte darüber allerdings nicht vergessen, daß es auch eine
kritische Erfahrungsmedizin gibt, und daß die Aufdeckung zahlreicher
pharmakologischer Effekte – gerade auch der Kortikoide – dem auf-
merksamen Blick des erfahrenen Klinikers zu verdanken ist. Dabei hängt
die Evidenz solcher Beobachtungen ab vom medizinischen Wissen und
der Intuition des Arztes sowie seiner Kritikfähigkeit gegenüber thera-
peutischem Wunschdenken.

Die alleinige Berücksichtigung kontrollierter Studien bei der Be-
wertung therapeutischer Maßnahmen ist offensichtlich nicht ausreichend, alle Behandlungsprobleme in der klinischen Praxis zu lösen
(Tröhler 1991). Dies zeigen u.a. zahlreiche Therapiestudien der Ver-
gangenheit, die zu inkorrekten und inzwischen revidierten Ergebnissen
führten, z.B. in bezug auf die Unwirksamkeit von angeblich hirndurch-
blutungsfördernden Medikamenten. Dennoch ist der Glaube an kontrollierte Therapiestudien nach wie vor ungebrochen. Dabei weiß jeder,
der an solchen Studien mitgewirkt hat, daß die »methodische Blind-
heit« von behandelndem Arzt und Patient faktisch oft gar nicht besteht,
und daß die von unwilligen Patienten und unmotivierten Assistenten zu-
sammengetragenen Daten auch bei sorgfältigster statistischer Aufbe-
reitung keine sonderlich zuverlässigen Resultate erwarten lassen. Patient
und behandelnder Arzt, die – im Fall einer Doppelblindtherapiestudie
mit i.v. Gabe von Methylprednisolon – nicht wissen sollten, ob das
Medikament oder aber Plazebo infundiert wird, merken selbstverständlich bei einiger Erfahrung anhand von Flush, metallischem Geschmack,
vermehrtem Schwitzen oder anderen Symptomen, ob sich Methylprednisolon oder NaCl in der Infusionsflasche befindet. Der einzig
Blinde ist in diesem Fall der hinter seinem Studiendesign vergrabene
Prüfer.

Natürlich bleiben die oft fragwürdigen Resultate kontrollierter Therapiestudien auf die Dauer nicht verborgen. Dies führt allerdings selten zu
einer kritischen Hinterfragung dieser Art von Studien an sich. Vielmehr
ist es nahezu zu einer sportlichen Disziplin unter Medizinern geworden,
die Studiendesigns der jeweils anderen Autoren auf's Korn zu nehmen
und ihnen methodische Unzulänglichkeiten zu unterstellen: »... the trial
was not perfectly designed, a criticism that might be levelled at virtually
any trial reported« (Matthews et al. 1991).

Unabhängig von diesen methodischen Problemen kontrollierter, doppelblinder Therapiestudien zeigen bestimmte Pharmaka so klare und eindeutige Effekte, daß zu deren Nachweis jegliche Studie überflüssig erscheint. So benötigt man z.B. zum Wirksamkeitsnachweis von Baclofen bei spinaler Spastik lediglich seine Augen und einen Reflexhammer. Dagegen dürfte es nicht ohne kontrollierte Studie möglich sein, etwaige Wirkungsunterschiede zwischen Baclofen und Tizanidin zu erfassen. Ähnliches wie für Baclofen gilt für die Kortikoidstoßtherapie akuter Schübe von multipler Sklerose. Der von der allmählich sich vollziehenden etwaigen Spontanremission deutlich unterscheidbare Soforteffekt dieser Behandlung – mit z.T. drastischen Symptomrückbildungen innerhalb von 1–3 Tagen – ist zumindest bei einem Teil der Patienten evident. Dasselbe gilt für den stärkeren Effekt und besonders den rascheren Wirkungseintritt im Vergleich zur konventionellen ACTH- oder oralen Glukokortikoidtherapie. Insofern bestätigen auch die zwischenzeitlich vorliegenden kontrollierten Studien (Barnes et al. 1985; Durelli et al. 1986; Milligan et al. 1987) nur die Erfahrungsberichte jener Autoren, die erstmals auf diese therapeutische Möglichkeit aufmerksam machten (Dowling et al. 1980; Murray u. Szerb 1982; Newman et al. 1982; Riffel u. Stöhr 1985).

Nicht zuletzt vermögen die Patienten, deren wiederholte Schübe verschiedenen Therapieverfahren unterzogen wurden, Aussagen zur Effektivität bestimmter Therapiemethoden zu machen, und nach Patienteneinschätzungen rangiert die hochdosierte Stoßtherapie mit Prednisolon oder Methylprednisolon zweifellos an der Spitze. Viele unserer Patienten fordern bei einem erneuten Schub geradezu diese Behandlung, was sicher nicht auf den Suggestiveffekt der Infusionstherapie zurückgeführt werden kann, da die legendäre »Synacthenkur« mindestens genauso suggestiv wirkte. Zudem haben wir nach einer Therapie mit ACTH oder oralen Glukokortikoiden nie Patientenaussagen wie die folgenden erlebt: »die fünf Flaschen waren für mich ein Wundermittel. Ich habe mich über ein Jahr gut gefühlt danach und schon an der Diagnose gezweifelt« oder »das war wirklich erstaunlich; ich hätte nie gedacht, daß es mir nach den Infusionen so gut geht« (letztere Aussage von einer Patientin, die zunächst die Kortisonbehandlung verweigerte, weil frühere orale Kortisonbehandlungen nur Nebenwirkungen gebracht hätten).

Nicht zuletzt erfordern kontrollierte Studien heutzutage einen methodischen, personellen und finanziellen Aufwand, der meist nur noch die

Untersuchung relativ kleiner Patientengruppen zuläßt. Dadurch sind die Aussagemöglichkeiten z.B. im Hinblick auf Nebenwirkungen der Behandlung erheblich eingeschränkt.

Wegen der evidenten Wirksamkeit der i.v. Stoßtherapie mit Prednisolon und deren Überlegenheit gegenüber konventionellen Therapieverfahren sowie aufgrund der Ergebnisse vorangegangener Studien (s. Abschn. 2.3) konzentrierten sich die eigenen Untersuchungen nicht auf den als erbracht angesehenen Wirksamkeitsnachweis der Stoßtherapie. Vielmehr standen im Zentrum des Interesses die folgenden Fragen:
- optimale Dosis,
- notwendige Behandlungsdauer,
- Einflüsse der Krankheitsdauer auf den Therapieeffekt,
- Einflüsse der Verlaufsform der MS (schubweise oder chronisch-progredient) auf das therapeutische Ansprechen,
- optimaler Zeitpunkt des Therapiebeginns nach Entwicklung eines neuen Schubs,
- therapeutisches Ansprechen der verschiedenen Krankheitssymptome,
- Verträglichkeit der Stoßtherapie (Verhältnis von Nutzen und Risiko).

2.4.2 Patientengut und Durchführung der Behandlung

Die eigenen Untersuchungen erstrecken sich auf die in den Jahren 1984-1991 in der Neurologischen Klinik des Zentralklinikums Augsburg mittels Prednisolonstoßtherapie behandelten Patienten mit wahrscheinlicher oder sicherer multipler Sklerose. Dabei wurden alle Patienten mit vollständigen Behandlungsunterlagen ohne weitere Auslese in die Auswertung einbezogen. Insgesamt umfaßt die Auswertung 476 Patienten mit einem Durchschnittsalter von 37,4 Jahren (Streubreite 15-61 Jahre). Davon sind 317 (67%) Frauen, 159 (33%) Männer.

Von den 476 behandelten Patienten erhielten 179 eine i.v. Stoßtherapie mit Prednisolon (Solu-Decortin H) in einer Dosis von je 1000 mg an 5 aufeinanderfolgenden Tagen, 297 Patienten in einer Dosis von 5mal 500 mg.

Parallel dazu wurde die Mehrzahl der Patienten krankengymnastisch behandelt. Eine evtl. vorbestehende Medikation – z.B. Azathioprin – wurde in der Regel unverändert beibehalten. Ein Teil der Patienten erhielt verschiedene Antispastika oder Medikamente zur Behandlung einer neurogenen Blasenstörung. Dabei wurde versucht, den therapeutischen Effekt dieser Maßnahmen von demjenigen der i.v. Prednisolontherapie abzutrennen, was durch zeitliche Verschiebungen unterschiedlicher Therapiemaßnahmen meist möglich ist, sofern eine Konzentration auf frühe Effekte der Prednisolontherapie erfolgt. In späteren Behandlungsphasen ist es dagegen oft unmöglich, z.B. bei einer spastischen Paraparese, den therapeutischen Effekt der Stoßtherapie von dem der Antispastika und der Krankengymnastik abzugrenzen. Außerdem spielt in späteren Phasen der Spontanverlauf mit etwaiger krankheitsimmanenter Besserungstendenz eine wichtige Rolle. Aus diesen Gründen erfolgte die Einschätzung des Behandlungseffektes unmittelbar nach Beendigung der Infusionsserie.

Patienten mit floriden Infektionen, z.B. Harnwegsinfektionen, wurden vor der Stoßtherapie oder parallel dazu antibiotisch behandelt. »Pseudoschübe«, d.h. akute kurzfristige Verschlechterungen vorbestehender MS-Symptome bei heißer Witterung oder im Zusammenhang mit einem fieberhaften Infekt, blieben unberücksichtigt.

2.4.3 Beurteilungskriterien

Die Feststellung einer therapeutischen Beeinflussung einer MS erfolgt vielfach nach globalen Einschätzungen, die sich überwiegend auf Behinderungsskalen stützen (z.B. die »expanded disability status scale« – EDSS – von Kurtzke 1983). Für die Beurteilung kurzfristiger Therapieeffekte erscheint eine solche Skala ungeeignet. Entwickelt z.B. ein rollstuhlpflichtiger Patient im Rahmen eines neuen Schubes eine einseitige Erblindung, die sich unter einer Prednisolonstoßtherapie innerhalb einer Woche vollständig zurückbildet, so verbleibt dieser Patient vor und nach Behandlung auf Stufe 8 (»essentially restricted to bed or chair«). Der Therapieerfolg bezüglich der Retrobulbärneuritis äußert sich somit nicht in einer Änderung der Behinderungsskala. Wir berücksichtigen deshalb bei der Einschätzung des Therapieeffektes die Leitsymptome aus 8 Funktionssystemen (Tabelle 2.3), deren Auftreten bzw. Verschlechterung Anlaß für die Therapie war. Die Gradierung innerhalb dieser Funktionssysteme erfolgte gemäß der Richtlinien von Kurtzke (Tabelle 2.4).

Tabelle 2.3. Leitsymptome bei Aufnahme in die Klinik

Leitsymptome	Patienten [%]
Paresen	30
Zerebelläre Symptome[a]	21
Sensibilitätsstörungen[b]	17
Hirnstammsymptome[c]	12
Visusminderung	8
Blasen-, Mastdarm- und/oder Potenzstörungen	8
Psychoorganische Symptome[d]	2
Sonstige Symptome[et]	2

[a] Statische Ataxie, gliedkinetische Ataxie, Intentionstremor, Dysarthrie.

[b] Herabsetzung der Oberflächen- und/oder Tiefensensibilität, Parästhesien, Dysästhesien, Schmerzen.

[c] Diplopie, Blickparesen, Hörminderung, Tinnitus, zentraler Schwindel, Nystagmus, Geschmackbeeinträchtigung, Schluckstörung.

[d] Stimmungs- und Anstriebsstörungen, Konzentrationsminderung, Störung der Merk- und Erinnerungsfähigkeit, Kritikminderung, Persönlichkeitsabbau.

[e] neuropsychische Störungen (Aphasie, Apraxie), Myokymien, epileptische Anfälle, extrapyramidal-motorische Symptome.

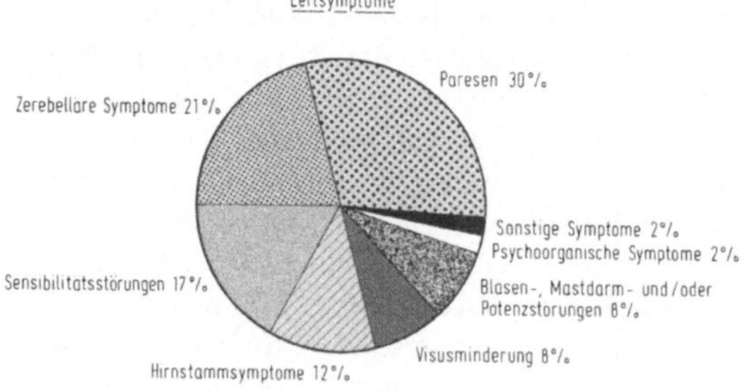

Tabelle 2.4. Funktionssysteme und deren Beeinträchtigung bei MS-Patienten. (Aus der »expanded disability status scale« EDSS, Kurtzke 1983)

Pyramidal Functions
0. Normal
1. Abnormal signs without disability
2. Minimal disability
3. Mild or moderate paraparesis or hemiparesis; severe monoparesis
4. Marked paraparesis or hemiparesis; moderate quadriparesis; or monoplegia
5. Paraplegia, hemiplegia, or marked quadriparesis
6. Quadriplegia
V. Unknown

Cerebellar Functions
0. Normal
1. Abnormal signs without disability
2. Mild ataxia
3. Moderate truncal or limb ataxia
4. Severe ataxia, all limbs
5. Unable to perform coordinated movements due to ataxia
V. Unknown
X. Is used throughout after each number when weakness (grade 3 or more on pyramidal) interferes with testing

Brain Stem Functions
0. Normal
1. Signs only
2. Moderate nystagmus or other mild disability
3. Severe nystagmus, marked extraocular weakness, or moderate disability of other cranial nerves
4. Marked dysarthria or other marked disability
5. Inability to swallow or speak
V. Unknown

Sensory Functions (revised 1982)
0. Normal
1. Vibration or figure-writing decrease only, in one or two limbs
2. Mild decrease in touch or pain or position sense, and/or moderate decrease in vibration in one or two limbs; or vibratory (c/s figure writing) decrease alone in three or four limbs
3. Moderate decrease in touch or pain or position sense, and/or essentially lost vibration in one or two limbs; or mild decrease in touch or pain and/or moderate decrease in all proprioceptive tests in three or four limbs

Tabelle 2.4 (Fortsetzung)

---

4. Marked decrease in touch or pain or loss of proprioception, alone or combined, in one or two limbs; or moderate decrease in touch or pain and/ or severe proprioceptive decrease in more than two limbs
5. Loss (essentially) of sensation in one or two limbs; or moderate decrease in touch or pain and/or loss of proprioception for most of the body below the head
6. Sensation essentially lost below the head
V. Unknown

Bowel and Bladder Functions (revised 1982)
0. Normal
1. Mild urinary hesitancy, urgency, or retention
2. Moderate hesitancy, urgency, retention of bowel or bladder, or rare urinary incontinence
3. Frequent urinary incontinence
4. In need of almost constant catheterization
5. Loss of bladder function
6. Loss of bowel and bladder function
V. Unknown

Visual (or Optic) Functions
0. Normal
1. Scotoma with visual acuity (corrected) better than 20/30
2. Worse eye with scotoma with maximal visual acuity (corrected) of 20/30 to 20/59
3. Worse eye with large scotoma, or moderate decrease in fields, but with maximal visual acuity (corrected) of 20/60 to 20/99
4. Worse eye with marked decrease of fields and maximal visual acuity (corrected) of 20/100 to 20/200; grade 3 plus maximal acuity of better eye of 20/60 or less
5. Worse eye with maximal visual acuity (corrected) less than 20/200; grade 4 plus maximal acuity of better eye of 20/60 or less
6. Grade 5 plus maximal visual acuity of better eye of 20/60 or less
V. Unknown
X. Is added to grades 0 to 6 for presence of temporal pallor

Cerebral (or Mental) Functions
0. Normal
1. Mood alteration only (does not affect DSS score)
2. Mild decrease in mentation
3. Moderate decrease in mentation
4. Marked decrease in mentation (chronic brain syndrome-moderate)
5. Dementia or chronic brain syndrome-severe or incompetent
V. Unknown

Tabelle 2.4 (Fortsetzung)

Other Functions
  0. None
  1. Any other neurologic findings attributed to MS (specify)
  V. Unknown

Der Effekt der Prednisolonstoßtherapie wurde unmittelbar nach Beendigung der Infusionsserie nach folgenden Kriterien beurteilt:

Verschlechterung. Zunahme der bestehenden Symptomatik oder Hinzutreten neuer Symptome während der Therapie.
Unverändert. Keine Änderung der aktuellen Symptomatik.
Leichte Besserung. Besserung subjektiver Symptome wie Parästhesien und Schmerzen. Besserung von Funktionsstörungen um weniger als 1 Stufe (z.B. bleibende »schwere Ataxie«, aber Gebrauchshand sicherer; oder weiterhin »Paraplegie«, aber selbständiges Umsetzen vom Bett zum Rollstuhl wieder möglich).
Mäßige Besserung. Deutliche, aber nur partielle Rückbildung neu aufgetretener Symptome bzw. Besserung einer gestörten Funktion um 1 Stufe oder mehrerer Symptome um weniger als 1 Stufe.
Gute Besserung. Komplette oder subkomplette Rückbildung der neu aufgetretenen Symptome, d.h. Zustand vor Schubbeginn erreicht. Bei chronischem Verlauf Besserung eines Symptoms um mehr als 1 Stufe oder von 2 und mehr Symptomen um jeweils 1 Stufe.

Bei einzelnen Patienten erfolgten zusätzlich zur neurologischen Untersuchung Messungen der multimodal evozierten Potentiale, um die klinischen Beurteilungskriterien mit objektiven Messungen vergleichen zu können (s. Abschn. 2.6).

2.4.4 Abhängigkeit der Behandlungsergebnisse von der Prednisolondosis

179 Patienten erhielten 5mal 1000 mg, 297 Patienten 5mal 500 mg Prednisolon i.v. an 5 aufeinanderfolgenden Tagen. Die Behandlungsergebnisse in beiden Gruppen sind in Tabelle 2.5 zusammengefaßt.

Tabelle 2.5. Globale Einschätzung des Therapieeffektes bei Verwendung unterschiedlicher Prednisolondosen in %

Prednisolondosis	Verschlechterung	Keine Befundänderung	Leichte Besserung	Mäßige Besserung	Gute Besserung
5mal 1000 mg i.v.	0	19	38	31	12
5mal 500 mg i.v.	1,5	18	45	23	12,5

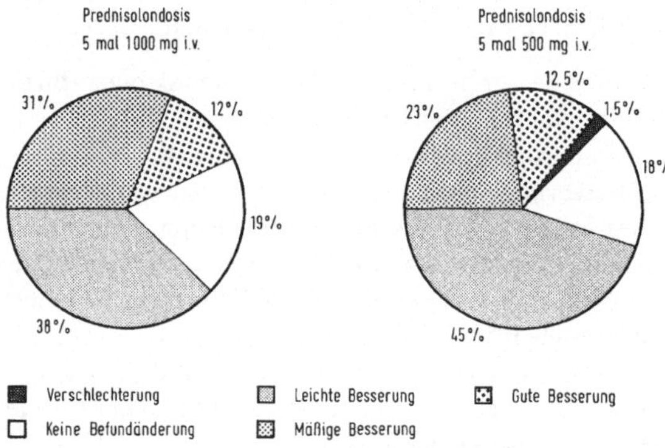

Insgesamt bestätigen die dort dargestellten Resultate den klinischen Eindruck, daß die Halbierung der Einzeldosis von 1000 auf 500 mg zu keiner Wirkungseinbuße führt.

Dagegen weisen Einzelbeobachtungen darauf hin, daß eine weitere Dosisreduktion, z.B. auf 250 mg/Stoß, problematisch ist. So beobachteten wir 3 Patienten, die auswärts mit 5mal 250 mg Prednisolon bzw. Methylprednisolon ohne eindeutigen Effekt vorbehandelt worden waren und die auf eine nochmalige höherdosierte Stoßtherapie in 2 Fällen eine leichte – im 3. Fall sogar eine mäßige Besserung erfuhren. 34 Patienten hatten eine Vorbehandlung in oraler Form mit Initialdosen zwischen 75 und 100 mg erhalten und waren wegen fehlendem oder ungenügendem Therapieerfolg stationär eingewiesen worden. Auch in diesen Fällen erbrachte die nachfolgende Stoßtherapie ähnlich gute Ergebnisse wie bei Patienten ohne Vorbehandlung.

6 Patienten mit fehlender Besserung auf eine i.v. Prednisolonstoßtherapie erhielten nach einem Intervall von 5-8 Tagen erneut 3-5 Infusionen in
der gleichen Dosis, wobei 3 Patienten eine – allerdings nur leichtere –
Besserung erfuhren.

2.4.5 Ansprechbarkeit verschiedener Krankheitssymptome auf die Stoßtherapie

Anlaß für die Durchführung einer Prednisolonstoßtherapie waren unterschiedliche Leitsymptome, die bezüglich ihrer Häufigkeit in Tabelle 2.3 aufgelistet sind. Als Leitsymptome galten bei schubförmigem Krankheitsverlauf die beim letzten Schub aufgetretenen – bzw. intensivierten – Symptome,
bei chronischem Verlauf diejenigen Symptome, deren Progredienz Anlaß
zur stationären Aufnahme war, die also die aktuelle Krankheitsprogression
widerspiegelten. Ein Teil der Patienten wies mehrere solcher Symptome in
Kombination auf (z.B. Tetraspastik, Ataxie und Harninkontinenz).

Tabelle 2.6. Ansprechen unterschiedlicher Leitsymptome auf Prednisolonstoßtherapie, Schubbeginn weniger als 4 Wochen vor Therapiebeginn, Angaben in %

	Verschlech-terung	Keine Befund-änderung	Leichte Besserung	Mäßige Besserung	Gute Besserung
Paresen	0	10	38	42	10
Zerebelläre Symptome	0	4	43	27	26
Sensibilitäts-störungen	0	12	35	29	24
Hirnstamm-symptome	0	6	33	33	28
Visusminderung	0	8	42	17	33
Blasen-, Mast-darm- und Potenz-störungen	0	25	38	25	12
Psychoorganische Symptome	0	50	22	28	0
Sonstige Symptome	0	0	33	33	33
Gesamte aktuelle Symptomatik	0	10	38	31	21

Häufigster Anlaß für eine Stoßtherapie waren Paresen, zerebelläre Symptome, Sensibilitätsstörungen und Hirnstammsymptome, gefolgt von Visusstörungen, Blasen-, Mastdarm- und Potenzstörungen, psychoorganischen Veränderungen und neuropsychischen Syndromen.

Bei der Korrelation der Behandlungsergebnisse zu einzelnen Leitsymptomen (Tabellen 2.6–2.8) ergaben sich bezüglich der häufigeren neurologischen Ausfallserscheinungen keine eindeutigen Unterschiede. Dagegen scheinen Blasen- und Mastdarmstörungen, psychoorganische Veränderungen und neuropsychische Syndrome seltener und weniger ausgeprägt auf die Therapie anzusprechen.

Tabelle 2.7. Ansprechen unterschiedlicher Leitsymptome auf Prednisolonstoßtherapie, Schubbeginn mehr als 4 Wochen vor Therapiebeginn, Angaben in %

	Verschlechterung	Keine Befundänderung	Leichte Besserung	Mäßige Besserung	Gute Besserung
Paresen	0	28	40	32	0
Zerebelläre Symptome	0	14	57	29	0
Sensibilitätsstörungen	0	22	67	11	0
Hirnstammsymptome	0	6	58	36	0
Visusminderung	0	14	43	29	14
Blasen-, Mastdarm- und Potenzstörungen	0	28	61	11	0
Psychoorganische Symptome	0	49	51	0	0
Sonstige Symptome	-	-	-	-	-
Gesamte aktuelle Symptomatik	0	20	57	23	0

Tabelle 2.8. Ansprechen unterschiedlicher Leitsymptome auf Prednisolonstoßtherapie bei chronisch-progredienter MS, Angaben in %

	Verschlechterung	Keine Befundänderung	Leichte Besserung	Mäßige Besserung	Gute Besserung
Paresen	6	39	49	6	0
Zerebelläre Symptome	9	21	58	12	0
Sensibilitätsstörungen	3	62	31	4	0
Hirnstammsymptome	0	49	20	31	0
Visusminderung	0	56	27	16	0
Blasen-, Mastdarm- und Potenzstörungen	0	53	47	0	0
Psychoorganische Symptome	3	61	36	0	0
Sonstige Symptome	-	-	-	-	-
Gesamte aktuelle Symptomatik	4	36	49	11	0

2.4.6 Abhängigkeit des Therapieeffektes vom Krankheitsverlauf und vom Therapiebeginn

Vergleicht man die Behandlungsergebnisse von Patienten mit schubförmigem und chronisch-progredientem Krankheitsverlauf, so sprechen erstere signifikant besser auf die Behandlung an (Tabelle 2.9).

Beginnt die Behandlung innerhalb von 4 Wochen nach dem Einsetzen eines Schubes, so weisen 52% eine mäßige bis gute Besserung unter einer Prednisolonstoßtherapie auf. Bei chronisch-progredienten Verlaufsformen zeigen nur 11% eine mäßige Besserung, während in keinem Fall eine gute Besserung eintrat. Nimmt man die leichten Besserungen dazu, so profitieren jedoch immerhin 60% auch dieser Patientengruppe von der Behandlung.

Ein verspäteter Therapiebeginn in der Gruppe der MS-Patienten mit schubförmigem Verlauf (mehr als 4 Wochen nach Schubbeginn) führt zu deutlich schlechteren Behandlungsergebnissen; das Gros der Patienten

Tabelle 2.9. Bedeutung von Krankheitsverlauf und Beginn der Therapie auf die Wirksamkeit der Prednisolonstoßtherapie, Angaben in %

	Verschlech-terung	Keine Befund-änderung	Leichte Besserung	Mäßige Besserung	Gute Besserung
Schubförmiger Verlauf Therapiebeginn früher als 4 Wochen nach Schubbeginn	0	10	38	31	21
Therapiebeginn später als 4 Wochen nach Schubbeginn	0	20	57	23	0
Chronisch-progredienter Verlauf	4	36	49	11	0

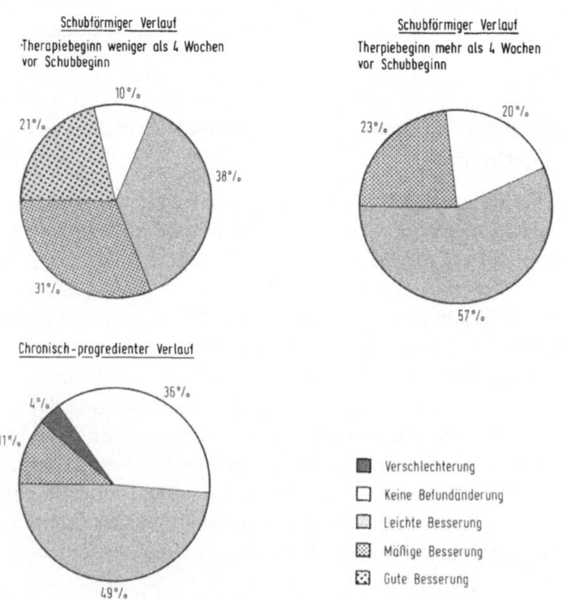

zeigt in diesem Fall eine fehlende oder nur geringe Besserung (77% gegenüber 48% bei frühem Einsetzen der Behandlung, s. Tabelle 2.7).

2.4.7 Abhängigkeit des Therapieeffektes von der Krankheitsdauer

Die Ergebnisse der Prednisolonstoßtherapie bei multipler Sklerose weisen eine deutliche Abhängigkeit von der Krankheitsdauer auf. Frische Erkrankungsfälle (Beginn vor weniger als 1 Jahr) reagieren in 64% mit einer mäßigen bis guten Besserung gegenüber nur 17% der langjährig Kranken (Beginn vor mehr als 10 Jahren; Tabelle 2.10). Im Einzelfall kann allerdings auch bei chronisch Kranken ein durchaus befriedigendes Ergebnis eintreten, wie dies bei 17% der Patienten mit einer Krankheitsdauer von über 10 Jahren der Fall war.

2.4.8 Nebenwirkungen

Die Verträglichkeit der Prednisolonstoßtherapie ist i. allg. ausgezeichnet. Nebenwirkungen traten nur bei einem kleineren Teil der Patienten auf und waren durchwegs leichter und vorübergehender Natur. In 3 Fällen wurde die Therapie nach 1-3 Infusionen auf Wunsch der Patienten abgesetzt wegen subjektiver Unverträglichkeit (Hitze- und Völlegefühl im Kopf bzw. Unruhe, Nervosität und Schlafstörungen).

Die unter einer Prednisolonstoßtherapie möglichen Nebenwirkungen sind in Tabelle 2.11 und 2.12 zusammengefaßt. Am häufigsten sind Unruhe, Nervosität und Schlafstörungen, teilweise in Kombination mit vermehrtem Schwitzen und einem feinschlägigen Fingertremor. Die Schlafstörungen sprachen in der Regel gut auf kurz wirksame Hypnotika aus der Benzodiazepinreihe an. In einem einzigen Fall (Therapie mit 5mal 1000 mg Prednisolon) ging die psychomotorische Unruhe am Ende der Infusionsserie in einen Zustand von Agitiertheit in Kombination mit flüchtigen paranoiden Erscheinungen über, so daß von einer Psychose gesprochen werden mußte. Unter einer niedrigdosierten Atosiltherapie klangen diese Symptome innerhalb von 2 Tagen vollständig ab. Manche Patienten berichteten während der Infusion und einige Stunden danach über Hitze- und/oder Völlegefühl im Kopf. Schließlich entwickelten sich in Einzelfällen Gesichts- und/oder Unterschenkelödeme, die durchwegs innerhalb weniger Tage nach Beendigung der Therapie spontan abklangen.

Tabelle 2.10. Abhängigkeit des Effekts der Prednisolonstoßtherapie von der Krankheitsdauer, Angaben in %

	Verschlech-terung	Keine Befund-änderung	Leichte Besserung	Mäßige Besserung	Gute Besserung
Weniger als 1 Jahr	0	4	32	36	28
1-3 Jahre	0	14	48	29	9
3-10 Jahre	2	31	52	5	10
Mehr als 10 Jahre	4	46	33	17	0

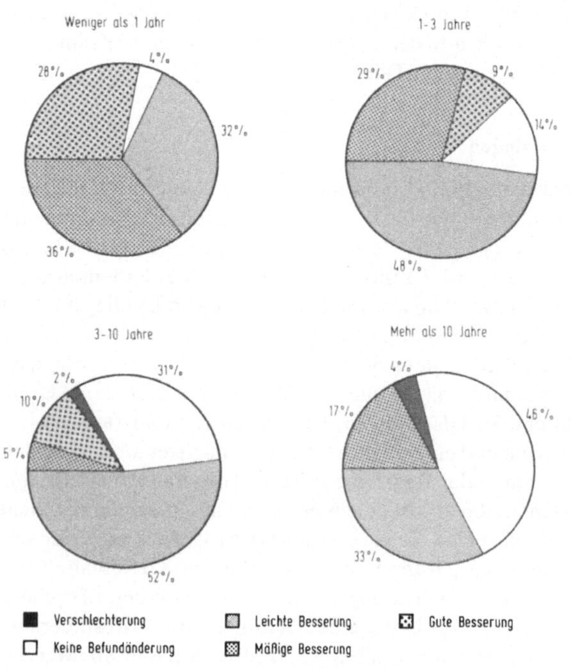

Tabelle 2.11 Nebenwirkungen der hochdosierten i.v. Prednisolonstoßtherapie im eigenen Patientengut (nicht angeführt sind flüchtige Beschwerden während der Infusion wie Gesichtsrötung, Kopfdruck, vermehrtes Schwitzen, Kribbeln, Fingertremor sowie ein kurzfristiger Anstieg von Blutzucker, Leukozyten und Blutdruck)

Nebenwirkungen	Behandlungen [%]
Unruhe (teils mit euphorischer oder dysphorischer Stimmungslage) und Schlafstörungen	9,2
Oberbauchbeschwerden (Schmerzen, Druckgefühl, Sodbrennen, Appetitlosigkeit, Übelkeit)	1,1
Ödeme (Unterschenkel, Gesicht)	0,7
Exazerbation einer Akne	0,4
Psychose	0,2

Tabelle 2.12. Nebenwirkungen der hochdosierten i.v. Methylprednisolonstoßtherapie während 350 Behandlungszyklen bei 240 Patienten: Stoßtherapie mit 1000 mg Methylprednisolon tgl. über 5 Tage; anschließend 60 mg Prednisolon oral mit stufenweiser Reduktion auf 0 innerhalb von 10 Tagen; flüchtige und leichte Symptome wie Gesichtsrötung, Geschmacksstörungen, Parästhesien, Schlafstörungen und leichte Gewichtszunahme wurden nicht aufgelistet. (Nach Lyons et al. 1988)

Nebenwirkungen	Behandlungen [%]
Hyperglykämie/Glukosurie (während der Behandlung)	3,1
Oberbauchbeschwerden (Schmerzen, Übelkeit)	1,4
Euphorie	1,1
Akne (Exazerbation)	0,9
Depression	0,6
Harnwegsinfekt	0,6
Candidainfektion	0,6
Knöchelödeme	0,6
Epileptischer Anfall	0,3
Hypertonie	0,3

2.5 Bedeutung der neurophysiologischen und der kernspintomographischen Diagnostik bei der Beurteilung von Therapieeffekten

2.5.1 Neurophysiologische Diagnostik

Neurophysiologischen Untersuchungen kommt in der Diagnostik der multiplen Sklerose aus mehreren Gründen eine große Bedeutung zu. Hiermit gelingt eine Objektivierung von Funktionsstörungen, ein häufiger Nachweis klinisch latenter Veränderungen, eine Schädigungslokalisation und schließlich – im Rahmen von Verlaufsuntersuchungen – ein objektives Monitoring des Krankheitsverlaufs.

Entsprechend der Häufigkeit von MS-Plaques im Hirnstamm ergeben Messungen des *Orbicularis-oculi-Reflexes* (frühe Komponente) bei 66% der Patienten mit sicherer MS pathologische Resultate (Kimura 1975). Die *Elektronystagmographie* deckt in dieser Patientengruppe sogar in 80% entsprechende Herde auf (Reulen et al. 1983). Latenzverlängerungen der *visuell evozierten Potentiale* (VEP) finden sich bei Patienten mit sicherer multipler Sklerose in 85%, bei fehlendem klinischem Hinweis auf eine Optikusbeteiligung in 51% der Fälle. Die entsprechenden Prozentzahlen für die *frühen akustisch evozierten Potentiale* (FAEP) und die *somatosensibel evozierten Potentiale* (SEP) betragen 67 bzw. 77% und bei fehlenden klinischen Hinweisen auf eine Beteiligung der untersuchten Strukturen 38 bzw. 42% (Chiappa et al. 1985). In einer eigenen Studie des Tibialis-SEP, in der auch Seitendifferenzen und Latenzintervalle in die Beurteilung eingingen, konnten bei sicherer MS in 92% der Fälle pathologische Befunde erhoben werden (Stöhr 1989b). Wegen des mit den genannten neurophysiologischen Messungen möglichen häufigen Nachweises von MS-Herden spielen diese Messungen eine große Rolle in der Diagnostik dieser Erkrankung (Diener u. Dichgans 1989). Um den Einsatz dieser Methoden bei Therapiestudien zu verstehen, muß zunächst auf die Pathophysiologie der Impulsleitung in demyelinisierten und remyelinisierten Axonen eingegangen werden.

Die Impulsleitung in markhaltigen Nervenfasern erfolgt saltatorisch, da nur die Ranvier-Schnürringe eine Zellmembran mit einer genügend großen Dichte an Na^+-Kanälen besitzen. Die dazwischenliegenden Internodien weisen durch die Umhüllung mit einer Markscheide einen hohen Membranwiderstand auf, so daß sich ein Aktionspotential von einem Schnürring nahezu verlustlos elektrotonisch über das Internodium zum nächsten Schnürring ausbreitet. Dabei hängt die Leitungsgeschwindigkeit in einer Nervenfaser von verschiedenen Faktoren ab, u.a. von der Faserdicke, der Markscheidendicke, der Länge des Internodalsegments und der Amplitude des Na^+-Einstroms.

Demyelinisierende Prozesse umfassen ein weites Spektrum morphologischer Veränderungen an markhaltigen Axonen und reichen von diskreten paranodalen Läsionen bis hin zum völligen Verschwinden der Markscheide über ganze Internodien hinweg. Dabei führt eine hochgradige Demyelinisierung zum Leitungsblock, während weniger schwere Veränderungen eine Impulsleitungsverzögerung zur Folge haben. Diese Leitungsverzögerung in einem demyelinisierten Axon kann durch eine Verlängerung der internodalen Überleitungszeit oder durch einen Übergang von saltatorischer in kontinuierliche Impulsleitung bedingt sein, wobei auch eine Kombination beider Mechanismen möglich ist (Stöhr 1989a).

Fällt der Sicherheitsfaktor der Impulsübertragung, z.B. durch exzessive Stromverluste innerhalb des demyelinisierten Internodiums, unter einen Wert von 1, resultiert ein Leitungsblock. Die Wahrscheinlichkeit des Leitungsblocks wächst dabei mit der Zahl der betroffenen aufeinanderfolgenden Internodien.

Außer den Phänomenen der Impulsblockierung und Leitungsverzögerung in demyelinisierten Nervenfasern sind weitere funktionelle Veränderungen von klinischer Bedeutung. So besitzen demyelinisierte Nervenfasern eine verminderte Fähigkeit zur Übermittlung frequenter Impulsfolgen. Außer den Extremen der erhaltenen oder blockierten Impulsleitung besteht somit auch die Möglichkeit der intermittierenden Blockierung, wobei deren Wahrscheinlichkeit mit zunehmender Impulsfrequenz wächst.

Die Impulsleitungsgeschwindigkeit und die Sicherheit der Erregungsübertragung hängen nicht nur von der Beschaffenheit der Axone selber ab, sondern unterliegen auch metabolischen und Temperatureinflüssen. Diese Einflüsse sind von besonderer funktioneller Bedeutung, wenn der Sicherheitsfaktor der Impulsübertragung bereits auf einen kritischen Wert abgesunken ist. Temperaturerhöhungen haben negative Auswirkungen auf die Impulsleitung in demyelinisierten Axonen, was vermutlich auf eine Verkürzung des Aktionspotentials zurückzuführen ist. Unter den metabolischen Faktoren sind u.a. die Elektrolytkonzentrationen von Bedeutung. Von negativem Einfluß sind jene Faktoren, die zu einer Verminderung des Na^+-Einwärtsstroms am Ranvier-Knoten führen, z.B. eine Erniedrigung der extraneuralen Na-Konzentration, während eine verminderte extrazelluläre Ca^{++}-Konzentration die Impulsüberleitung in Nervensegmenten mit niedrigem Sicherheitsfaktor verbessert.

Im Zusammenhang mit der Ableitung evozierter Potentiale sind weniger die Veränderungen in einzelnen Nervenfasern als vielmehr diejenigen der gesamten Faserpopulation eines Sinnessystems bedeutsam. Die Gesamtzahl der in einer Leitungsbahn befindlichen Nervenfasern wird bei einer Entmarkungskrankheit meistens unterschiedlich schwer betroffen sein, wobei sich im Extremfall ein Leitungsblock aller Fasern mit einem entsprechenden kompletten Funktionsausfall (z.B. einer völligen Erblindung bei einer Retrobulbärneuritis) ergibt. Häufiger ist eine Impulsblockierung in einem Teil der Fasern, eine variable Impulsverzögerung in anderen Fasern mit entsprechender Kombination von Latenzzunahme, Amplitudenminderung und Aufsplitterung des Summenpotentials infolge abnormer temporaler Dispersion. Dabei ist bislang unklar, ob die bei MS-Patienten beobachteten Latenzzunahmen der evozierten Potentiale ausschließlich auf diesem Mechanismus beruhen, oder ob daneben andere Faktoren eine Rolle spielen. So könnte z.B. eine quantitativ dezimierte und zudem desynchronisierte Impulswelle eine zusätzliche Verzögerung der synaptischen Impulsübertragung zur Folge haben, infolge einer unter diesen Umständen erforderlichen zeitlichen Summation.

Daraus ergeben sich Rückschlüsse auf die Einsatzmöglichkeit elektrophysiologischer Untersuchungsverfahren im Rahmen von Therapiestudien:

1. In frühen Krankheitsphasen mit erstmaligem Betroffensein einer zentralnervösen Leitungsbahn resultiert öfter ein Leitungsblock mit der Folge einer mehr oder minder ausgeprägten Amplitudenabnahme des entsprechenden evozierten Potentials (bis hin zu dessen Verschwinden). Verlaufsuntersuchungen während oder nach Ablauf der Therapie erlauben objektive Aussagen über Geschwindigkeit und Ausmaß einer etwaigen Rückbildung des Leitungsblocks (während die klinischen Befunde hiermit schlecht korrelieren, s. Abb. 2.5, 2.7 und 2.9).

2. Darüber hinaus läßt sich ermitteln, ob eine restitutio ad integrum eintritt (s. Abb. 2.7) oder aber eine Defektheilung mit bleibender Impulsleitungsverzögerung (s. Abb. 2.5, 2.10 und 2.11) resultiert.
3. Längerfristige Verlaufskontrollen zeigen, ob eine bestimmte Leitungsbahn – z.B. unter einer konsequenten immunsuppressiven Behandlung – eine allmähliche Besserung oder zumindest Konsolidierung in ihrer Fähigkeit zur Weiterleitung von Impulsen aufweist (s. Abb. 2.6), oder ob eine schubweise oder chronisch-progrediente Verschlechterung der Leitungsfähigkeit eintritt (s. Abb. 2.5). Hier ist allerdings einschränkend zu sagen, daß sich einmal manifeste Leitungsverzögerungen in einer zentral-nervösen Leitungsbahn oft nicht mehr bessern, auch wenn das darauf zu beziehende Symptom eine Remission erkennen läßt. Das Ausmaß einer Funktionsbeeinträchtigung korreliert besser mit Form und Amplitude der evozierten Potentiale der entsprechenden Modalität als mit deren Latenz.

2.5.2 Kernspintomographische (MRT-)Diagnostik der multiplen Sklerose

MRT-Untersuchungen sind geeignet, Auskunft über die Krankheitsaktivität bei MS zu vermitteln, allerdings nur beim Einsatz von Kontrastmittel (Gadolinium-DTPA). Dieses tritt nämlich bei einer Störung der Blut-Hirn-Schranke in das Hirnparenchym über und ist somit geeignet, eine solche Veränderung nachzuweisen (Abb. 2.4a, oben). Das Maximum der Anreicherung ist 5-30 min nach Injektion erreicht (Miller et al. 1991). Bei MS stellt die fokale oder multifokale Öffnung der Blut-Hirn-Schranke vermutlich die initiale Veränderung beim Einsetzen eines neuen Schubes dar, so daß herdförmige Kontrastmittelanreicherungen die aktuelle Krankheitsaktivität reflektieren. Dabei können bis zu 10 frische Herde gleichzeitig nachweisbar sein, ohne daß sich dies im klinischen Befund bemerkbar machen muß (Harris et al. 1991). Die Dauer eines Kontrastmittelenhancement beträgt meist weniger als 4 Wochen, kann sich bei einzelnen Herden aber auch über einen Zeitraum von 3-4 Monaten erstrecken (Harris et al. 1991; Abb. 2.4a, unten).

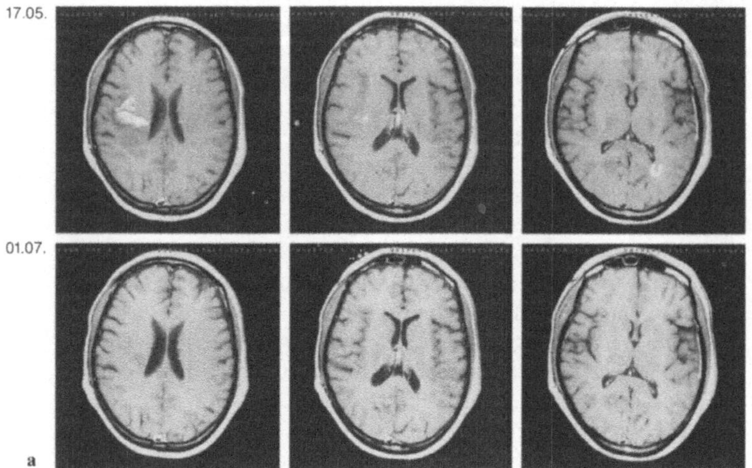

Abb. 2.4. Kernspintomographische Verlaufsuntersuchung

a) Die T_1-gewichteten Bilder nach i.v. Gabe von Gadolinium-DTPA zeigen bei der Untersuchung vom 17.05. kontrastmittelanreichernde Herde im periventrikulären Marklager, die bei der Kontrolluntersuchung 6 Wochen später nicht mehr nachweisbar sind. Dies kann nicht als Erfolg der zwischenzeitlich durchgeführten immunsuppressiven Behandlung verbucht werden, sondern entspricht dem Spontanverlauf.

b) In den T_2-gewichteten Bildern (ohne Gadolinium) sind bei der Untersuchung vom 17.05. die gleichen Herde nachweisbar wie in den T_1-gewichteten Bildern nach Kontrastmittelgabe. Darüber hinaus bestehen zusätzliche Veränderungen, die – infolge der fehlenden Darstellung in der T_1-Serie – als inaktive, alte Herde anzusehen sind. Bei der Kontrolle 6 Wochen später ist der Befund weitgehend unverändert; es ist lediglich eine Verkleinerung des großen temporalen hyperindensen Bezirks zu erkennen.

(Die Bilder wurden freundlicherweise von Herrn Dr. Petersen, Neuroradiologisches Institut der Universität Tübingen [Direktor: Prof. Dr. Voigt] zur Verfügung gestellt)

Die kontrastmittelanreichernden Herde im T_1-Bild zeigen sich auch in T_2-gewichteten Aufnahmen (Abb. 2.4b). Diese stellen zusätzlich inaktive (alte) Herde dar, so daß T_2-Bilder das gesamte Ausmaß frischer und alter Veränderungen sichtbar machen.

17.05.

01.07.

b

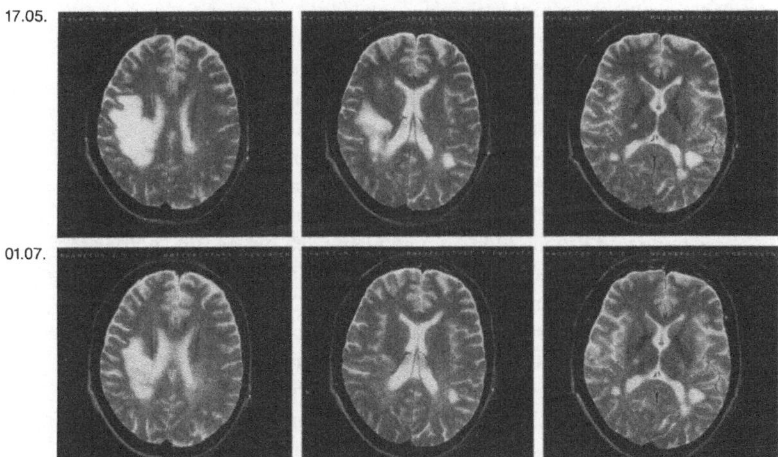

Allerdings kommen gelegentlich kontrastmittelanreichernde Läsionen vor, die auf späteren T_2 gewichteten Aufnahmen nicht zur Darstellung kommen und offenbar ohne radiologisch sichtbare Residuen ausheilen (Harris et al. 1991).

Kontrastmittelanreicherungen in alten – von Voruntersuchungen her bekannten – Herden beruhen auf deren Reaktivierung und betreffen in der Regel Randbezirke. Nach dem Abklingen der aktiven Phase bleibt demnach ein vergrößerter Herd zurück.

Aufgrund des durch MRT-Untersuchungen möglichen Nachweises von frischer Krankheitsaktivität ist diese Methode auch geeignet, Aussagen über deren Beeinflussung durch bestimmte Therapiemaßnahmen zu treffen (Miller et al. 1991). Ähnliche Aussagen gestatten natürlich auch Kontrastmittelanreicherungen in der kranialen Computertomographie, die gleichfalls – wenn auch weniger sensibel – Schrankenstörungen aufdecken (Troiano et al. 1984). Einschränkend muß jedoch betont werden, daß kontrastmittelanreichernde Herde keineswegs die gesamte Krankheitsaktivität, sondern lediglich die Störung der Blut-Hirn-Schranke widerspiegeln. Außerdem ergeben sich Beurteilungsprobleme dadurch, daß der Spontanverlauf der Schrankenstörung – und damit das Kontrastmittelenhancement – offenbar von Herd zu Herd variiert und zwischen einigen Tagen und 3-4 Monaten schwankt (Troiano et al. 1984; Harris et al. 1991). Wenn allerdings bereits 8 h nach hochdosierter i.v. Methylprednisolongabe ein Verschwinden oder eine Reduktion der Kontrastmittelanreicherung in frischen MS-Herden auftritt, kann eine so rasche Änderung nicht auf den Spontanverlauf zurückgeführt, sondern muß auf die pharmakainduzierte Abdichtung der Schranke bezogen werden (Troiano et al. 1984). Im übrigen tritt dieser Effekt nur nach hochdosierter i.v. Verabreichung von Kortikoiden ein und nicht nach oraler Behandlung mit Prednisolon oder Dexamethason in konventionellen Dosen sowie nach ACTH-Therapie (Marano et al. 1980; Aita 1982; Loizou et al. 1982).

Außer bei solchen speziellen Fragestellungen ist die diagnostische Bedeutung der MRT-Diagnostik bei Verdacht auf multiple Sklerose – entgegen einer weitverbreiteten Meinung – als gering einzuschätzen. Zwar deckt diese Untersuchungsmethode bei Patienten mit sicherer MS in einem hohen Prozentsatz vorwiegend periventrikulär lokalisierte hyperindense Herde in T_2-gewichteten Schnitten auf, ist jedoch bei ungesicherter Diagnose – und nur hier benötigt man eine diagnostische Bestätigung – oft unzuverlässig. Dies rührt daher, daß MRT-Befunde völlig unspezifisch sind. Gleichartige Veränderungen wie bei MS finden sich bei einer Vielzahl andersartiger zentralnervöser Erkrankungen, v.a. bei den häufigen vaskulären Enzephalopathien und – was noch schwerer wiegt – auch bei manchen Gesunden. Auch die oft als spezifisch für frische MS-Plaques hingestellte herdförmige Kontrastmittelanreicherung geht lediglich auf eine regionale Störung der Blut-Hirn-Schranke zurück, wie sie ebenso bei andersartigen Hirnläsionen vorkommt (Kertesz et al. 1988; Hopf et al. 1991). Diese Tatsachen schränken die diagnostische Bedeutung der MRT bei Verdacht auf multiple Sklerose erheblich ein und erlauben grundsätzlich keine »diagnostische Sicherung«. Demgegenüber stellen Impulsleitungsverzögerungen in multimodal evozierten Potentialen und entzündliche Liquorbefunde wesentlich spezifischere Veränderungen dar, die einerseits den demyelinisierenden, andererseits den entzündlichen Charakter der Erkrankung belegen.

Schließlich entziehen sich die häufigen im N. opticus und Rückenmark lokalisierten Herde meist dem kernspintomographischen Nachweis und auch ein nicht unerheblicher Teil der im Hirnstamm gelegenen Plaques ist – trotz eindrucksvoller klinischer und/oder elektrophysiologischer Veränderungen – nicht sichtbar. Herde dieser Lokalisation lassen sich dagegen durch VEP, SEP, MEP, FAEP, ENG und OoR in der Regel eindeutig nachweisen.

2.6 Falldarstellungen

Neben einer statistischen Aufarbeitung großer Patientenkollektive können auch Einzelfallanalysen zum Verständnis der Wirkungsweise eines bestimmten Therapieprinzips beitragen. Deshalb erfolgt in diesem Abschnitt eine detailliertere Darstellung von 7 im Verlauf untersuchten Patienten, bei denen neben der neurologischen Befunderhebung auch multimodal evozierte Potentiale zum Einsatz kamen, um objektive Informationen über mögliche Effekte der hochdosierten i.v. Stoßtherapie mit Prednisolon zu erhalten.

Patient S.I. (18 Jahre, weiblich). Die Patientin erkrankte erstmals am 09.11.1988 mit einer subakut einsetzenden Visusminderung rechts, wobei der Visus bei der stationären Aufnahme am 11.11.1988 auf dem betroffenen Auge < 0,1 betrug. Der übrige neurologische Untersuchungsbefund erwies sich als regelrecht.

Die visuell evozierten Potentiale (VEP) waren auf der betroffenen Seite ausgefallen, auf der gesunden Seite auf 128 ms verzögert, obwohl sich dort weder anamnestisch noch bei der aktuellen klinischen Untersuchung ein krankhafter Befund ergab (Abb. 2.5). Das klinisch latente Mitbetroffensein der linken Seite wurde als Hinweis darauf gewertet, daß keine isolierte Retrobulbärneuritis rechts, sondern eine ausgedehntere entzündliche Affektion bestand. Die Behandlung erfolgte mittels täglicher Infusionen von je 500 mg Prednisolon (Solu-Decortin H). Hierunter erholte sich der Visus auf dem rechten Auge bis zum 15.11.1988 auf einen Wert von 0,6. Die am gleichen Tag kontrollierten VEP zeigten eine zwischenzeitliche Normalisierung der Form und Amplitude des Antwortpotentials, während sich die Latenzzeit mit 148 ms als beträchtlich verlängert herausstellte (Abb. 2.5).

Die Patientin blieb nach der Entlassung bis Oktober 1990 symptomfrei. Zu diesem Zeitpunkt traten subakut eine erneute rechtsseitige Visusminderung auf 0,2 in Kombination mit einer Diplopie und einer

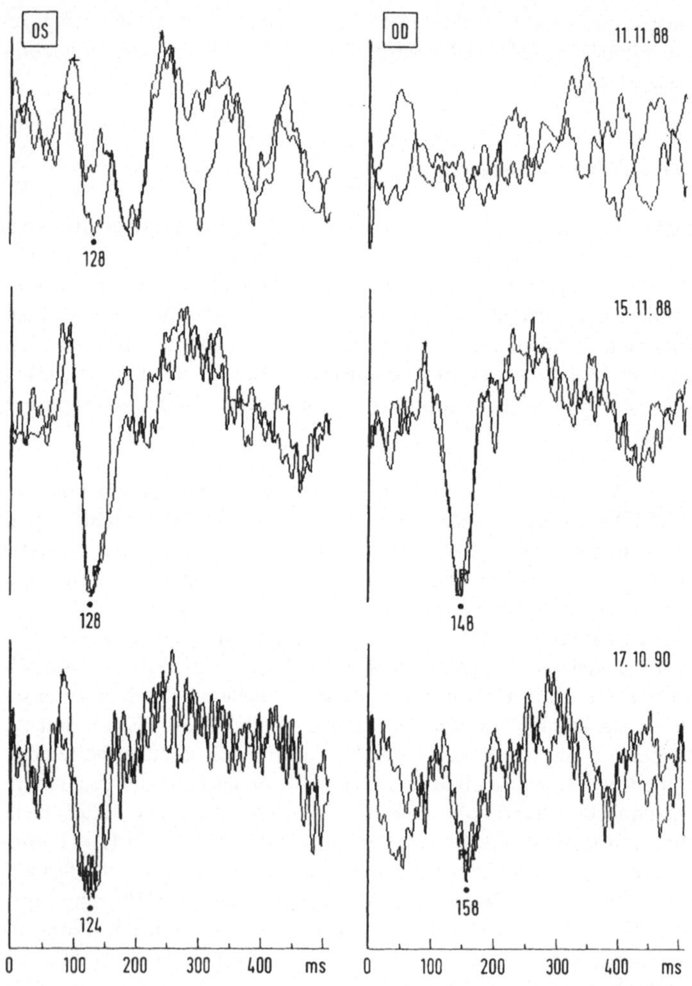

Abb. 2.5. VEP-Verlaufsuntersuchung: 18jährige Patientin (S.I.) mit hochgradiger Visusminderung rechts infolge Retrobulbärneuritis. Die erste VEP-Ableitung am

Minderung der epikritischen Sensibilität in der linken unteren Körper-hälfte auf. Eine erneute i.v. Stoßtherapie mit 5mal 500 mg Prednisolon führte zu einer Besserung der Diplopie und der Sensibilitätsstörungen, je-doch zu keiner eindeutigen Änderung des Sehvermögens auf dem rechten Auge. Die VEP-Kontrolle ergab demgemäß eine schlecht ausgeprägte, niedriggespannte Reizantwort mit einer auf 158 ms verlängerten Latenz, während der Befund auf der Gegenseite den Vorbefunden entsprach.

Instruktiv an diesem Verlauf sind das rasche und gute therapeutische Ansprechen der hochgradigen, 1988 aufgetretenen Visusminderung am rechten Auge, während sich die 1990 hinzutretende, geringer ausgepräg-te Visusminderung als therapieresistent erwies (zumindest während der Kurzzeitbeobachtung in der Klinik).

Patient L.E. (41 Jahre, männlich). Seit dem 40. Lebensjahr erlitt der Pa-tient insgesamt 3 Schübe mit Ataxie, Dysarthrie und zuletzt mit einer zu-sätzlichen rechtsbetonten Tetraspastik mit von Schub zu Schub deutliche-rer verbleibender Restsymptomatik. Der 4. Schub bedingte infolge mas-siver statischer Ataxie und überwiegend rechtsseitiger spastischer Tetra-parese eine Gehunfähigkeit. Nach Einleitung der Prednisolonstoßthera-pie mit 1000 mg tgl. resultierte innerhalb von 4 Tagen eine dramatische Besserung mit Wiedererlangung der Gehfähigkeit ohne Verwendung von Hilfsmitteln.

Im Hinblick auf die elektrophysiologische Diagnostik war zu diesem Zeitpunkt eine trotz normalem Visus ausgeprägte Latenzverzögerung der VEP auf 157 ms auffällig (Abb. 2.6).

Bereits 3 Monate später trat ein neuer Schub mit gleichartigen Sym-ptomen, jedoch einer zusätzlichen Diplopie und psychoorganischen Ver-änderungen hinzu. Die i.v. Stoßtherapie mit 5mal 1000 mg Prednisolon blieb weitgehend ohne Effekt, so daß nach einem Intervall von 5 Tagen

◁

4. Krankheitstag zeigt auf der betroffenen Seite keine visuelle Reizantwort (OD, 11.11.1988). 4 Tage später (15.11.1988) ist nach 5 Infusionen von je 500 mg Predni-solon eine erhebliche Besserung des Visus eingetreten (am 14.11.1988 0,6); das VEP hat sich bezüglich Form und Amplitude normalisiert, während die Latenz signifi-kant verlängert ist (148 ms). 2 Jahre später erneute subakut einsetzende Visusab-nahme rechts (0,2). Das VEP ist nunmehr auf der betroffenen Seite amplitudenge-mindert und mit einer Latenz von 158 ms noch stärker verzögert

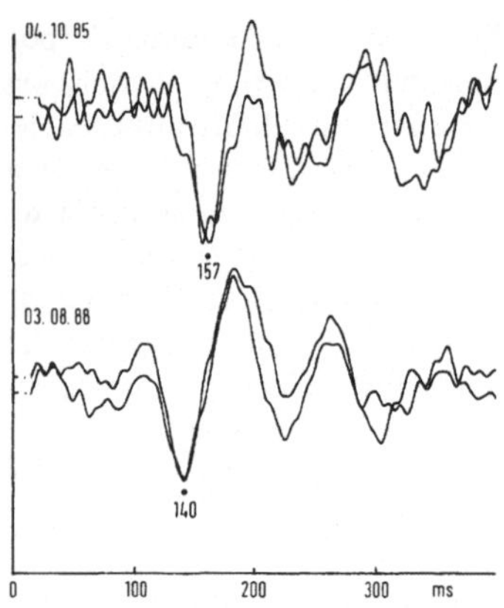

Abb. 2.6. VEP-Verlaufsuntersuchung: 41jähriger Patient (L.E.) mit seit 1 Jahr bekannter multipler Sklerose. Trotz einer Frequenz von 2-3 Schüben/ Jahr in der Folgezeit (wobei die Mehrzahl der Schübe mittels 5mal 500-1000 mg Prednisolon behandelt wurde) resultierte im Verlauf von 3 Jahren eine Latenzverkürzung des VEP von 157 auf 140 ms

eine zweite, auf 3 Tage verkürzte Stoßtherapie nachfolgte. Im engen zeitlichen Zusammenhang damit trat eine deutliche Besserung der spastisch-ataktischen Gehstörung und der Diplopie auf, während die psychoorganischen Veränderungen persistierten. In den folgenden Jahren erhielt der Patient eine immunsuppressive Therapie mit Azathioprin, später Zyklophosphamid, und zusätzlich wurde jeder der 2- bis 3mal jährlich auftretenden Schübe mit 5mal 500 mg Prednisolon behandelt. Hierunter war eine allmähliche Stabilisierung und eine Mitigierung der Schübe zu beobachten. Die zuletzt am 03.08.1988 kontrollierten VEP zeigten bei unveränderter Form und Ausprägung eine zwischenzeitlich eingetretene Latenzverkürzung von 157 auf 140 ms (Abb. 2.6).

Von Interesse an dieser Krankengeschichte sind zum einen das von Schub zu Schub wechselnde Ansprechen der Symptomatik auf die Stoßtherapie, wobei ein Schub erst auf eine nachfolgende 2. Stoßtherapie eine deutliche Reaktion aufwies. Andererseits ist die unter konsequenter immunsuppressiver Behandlung eingetretene Besserung der VEP-Befunde beachtenswert, wobei innerhalb eines Beobachtungszeitraums von 3 Jahren eine Latenzverkürzung um 17 ms eintrat.

Patient R.C. (24 Jahre, männlich). 1985 entwickelte sich bei dem Patienten innerhalb von 2 Tagen eine massive zerebelläre Ataxie mit der Unfä-

higkeit, ohne Hilfe zu gehen; diese Symptomatik war retrospektiv als
1. Schub einer multiplen Sklerose aufzufassen. Bereits nach Verabreichung von 2mal 1000 mg Prednisolon resultierte eine eindrucksvolle Besserung der Gangataxie, und nach Abschluß der 5tägigen Behandlung
verblieb nur noch ein geringes ungerichtetes Schwanken unter erschwer-
ten Bedingungen. Unter den multimodal evozierten Potentialen waren
die frühen akustisch evozierten Potentiale (FAEP) pathologisch, wobei
nach Klickstimulation rechts eine grenzwertige Erniedrigung des IV/V-
Komplexes, nach Klickstimulation links ein Ausfall dieser Potentiale
sichtbar war (Abb. 2.7).

Abb. 2.7. FAEP-Verlaufsuntersuchung: 24jähriger Patient (R.C.) mit erstem Schub einer Enzephalomyelitis disseminata. In den frühen akustisch evozierten Potentialen (FAEP) zeigt sich nach Klickstimulation rechts eine grenzwertige Amplitudenerniedrigung, nach Klickstimulation links ein Ausfall des IV/V-Komplexes. Der Patient erhält 5mal 1000 mg Prednisolon mit eindrucksvoller Besserung der Symptomatik bereits ab dem 2. Behandlungstag. Die FAEP-Kontrolle nach 6 Monaten zeigt eine Befundnormalisierung

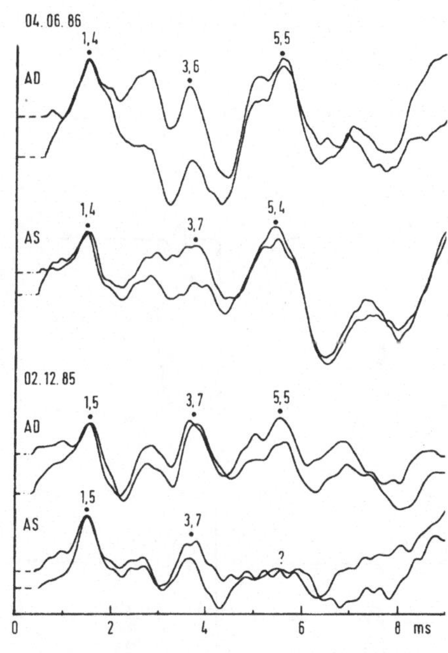

6 Monate später erkrankte der Patient nach zwischenzeitlich weitgehen-
der Beschwerdefreiheit mit einer subakut progredienten spastischen Paraparese, die auf eine 5tägige Stoßtherapie mit tgl. 1000 mg Prednisolon
eine mäßige Besserung zeigte.

Die zum Zeitpunkt des 2. Schubs kontrollierten FAEP erwiesen sich als regelrecht, so daß eine zwischenzeitliche Normalisierung der akustischen Leitungsbahn im Hirnstamm zu unterstellen war. Bemerkenswert erscheint an diesem Verlauf einerseits das unterschiedliche therapeutische Ansprechen des 1. und 2. Schubs, andererseits die komplette Erholung der ausgeprägten FAEP-Veränderungen.

Patient W.M. (25 Jahre, weiblich). Die Patientin erkrankte subakut mit einer rein sensiblen Querschnittssymptomatik kaudal des Segmentes Th12 beiderseits, die retrospektiv als 1. Schub einer multiplen Sklerose diagnostiziert werden konnte. Unter einer i.v. Stoßtherapie mit 5mal 500 mg Prednisolon resultierte eine Befundnormalisierung.

8½ Monate später trat erneut ein inkompletter sensibler Querschnitt mit oberer Begrenzung bei C5 in Kombination mit einem »Bandagengefühl« um die Brust herum auf. Ein erneuter Prednisolonstoß erbrachte

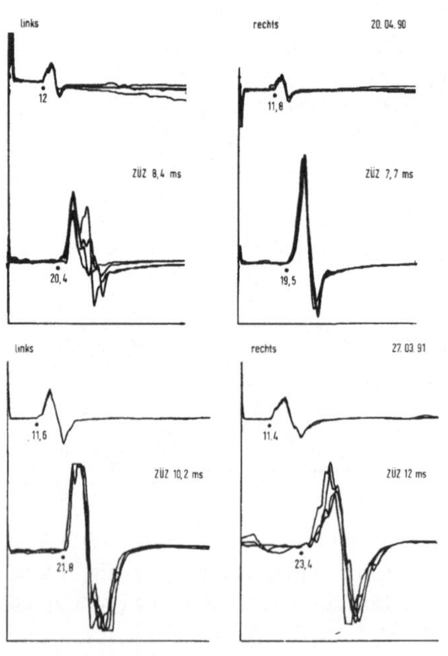

Abb. 2.8. MEP-Verlaufsuntersuchung: 25jährige Patientin (W.M.) mit 1. Schub (*oben*) einer multiplen Sklerose. Nach zervikaler und kortikaler Magnetstimulation sind die vom M. abductor digiti minimi registrierten motorisch evozierten Potentiale (MEP) beiderseits normal, ebenso die zentralen Überleitungszeiten (*ZÜZ*). Bei der 8 ½ Monate später anläßlich des 2. Schubs durchgeführten Kontrolle (*unten*) hat die zentrale Überleitungszeit links um 1,8, rechts um 4,3 ms zugenommen, was als Hinweis auf die zwischenzeitlich erfolgte Einbeziehung der Pyramidenbahn anzusehen ist

eine gute Besserung, aber nicht mehr – wie beim ersten Schub – eine vollständige Remission.

Als Ausdruck einer klinisch weitgehend latenten Mitbeteiligung der Pyramidenbahnanteile für die oberen Extremitäten ergab die Untersuchung der motorisch evozierten Potentiale (MEP) nach kortikaler und spinaler Magnetstimulation eine rechtsbetonte Verlängerung der zentralen Überleitungszeit, die bei der Erstuntersuchung noch im Normbereich gelegen hatte (Abb. 2.8).

Auch dieser Verlauf bestätigt das vielfach zu beobachtende Nachlassen der therapeutischen Wirksamkeit einer Prednisolonstoßtherapie im Lauf der Erkrankung. Außerdem zeigt sich, daß Funktionsprüfungen wichtiger zentralnervöser Leitungsbahnen mittels multimodal evozierter Potentiale geeignet sind, klinisch latente Mitbeteiligungen dieser Strukturen zu erfassen und in die Gesamtbeurteilung mit einzubeziehen.

Patient L.C. (32 Jahre, weiblich). Die 32jährige Patientin mit langjähriger Erkrankung an multipler Sklerose kam erstmals im Frühjahr 1990 wegen eines erneuten Krankheitsschubs in unsere stationäre Behandlung, wobei eine spastisch-ataktische Gehstörung im Vordergrund stand. Nach einer 5tägigen Stoßtherapie mit jeweils 500 mg Prednisolon war der Gang wieder flüssig und sicher und das monopedale Hüpfen beiderseits durchführbar.

Acht Monate später entwickelte sich mehr allmählich eine progrediente spastische Paraparese in Kombination mit einer Sensibilitätsminderung im linken Arm mit sensibler Ataxie. Die erneute Prednisolonstoßtherapie führte zu einer erfreulichen Besserung des Gangbildes, jedoch nur zu einer geringen Besserung der geminderten epikritischen Sensibilität (einschließlich Stereoästhesie) an der linken Hand.

Die während des 2. stationären Aufenthalts durchgeführte Untersuchung der somatosensibel evozierten Potentiale nach Medianusstimulation (Medianus-SEP) zeigte vor der Stoßtherapie einen Ausfall der zervikalen Hauptkomponenten N13a und N13b, die unmittelbar nach Beendigung der Therapie wieder in weitgehend normaler Ausprägung vorhanden waren. Diese Befundbesserung beschränkte sich jedoch auf die zervikalen Komponenten; die zusätzliche – in Abb. 2.9 nicht dargestellte – supraspinale Leitungsunterbrechung erwies sich als weitgehend unverändert, so daß sich hieraus die nur geringe klinische Befundbesserung erklären läßt.

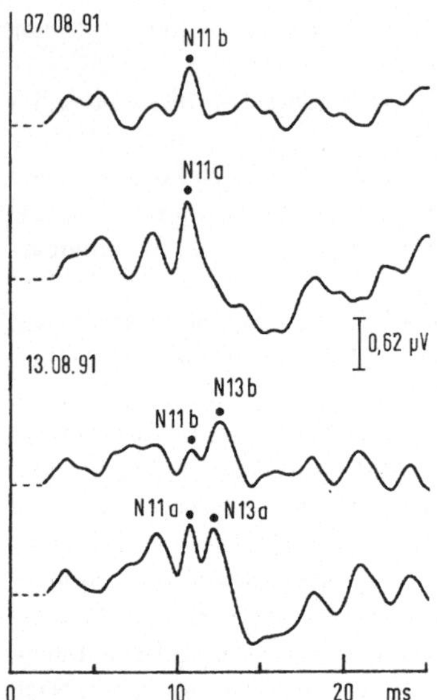

Abb. 2.9. Medianus-SEP vor und nach Prednisolonstoßtherapie: 32jährige Patientin (L.C.) mit hochgradiger Minderung der epikritischen Sensibilität in der linken Hand. Die Ableitung der zervikalen Reizantworten in Höhe HWK7 und 2 zeigt einen Verlust der Komponenten N13a (C7) und N13b (C2). 1 Tag nach Abschluß der 5-tägigen Infusionstherapie mit 500 mg Prednisolon tgl. sind die Potentiale N13a und N13b wieder registrierbar

Weitere 4 Monate später erfolgte die 3. stationäre Aufnahme wegen ständiger, teils durch Kopfbewegungen induzierter, elektrisierender Mißempfindungen im rechten Bein. Eine Prednisolonstoßtherapie bewirkte keine Änderung dieser Symptomatik, die jedoch unter 400 mg Carbamazepin tgl. prompt sistierte.

Dieses Fallbeispiel demonstriert, daß bestimmte Therapieeffekte aufgrund der klinischen Untersuchung nicht erfaßbar sind. Wenn – wie im vorliegenden Fall – eine zentralnervöse Leitungsbahn auf spinaler und auf supraspinaler Ebene in den Krankheitsprozeß einbezogen wird, aber nur eine der beiden Läsionen auf die Behandlung anspricht, läßt sich dies nur durch elektrophysiologische Funktionsprüfungen erfassen, die eine getrennte Beurteilung der beiden Herde gestatten. Hiermit konnte im vorliegenden Fall eine eindeutige Besserung des zervikalen Entmarkungsherdes nachgewiesen werden, die sich der klinischen Beurteilung entzog.

Die fehlende Beeinflussung der elektrisierenden Mißempfindungen durch die Prednisolonstoßtherapie weist, bei prompter Wirksamkeit der

Carbamazepinmedikation, darauf hin, daß ein membranstabilisierender
Effekt von Kortikoiden zumindest in diesem Fall nicht nachweisbar war.

Patient B.A. (24 Jahre, weiblich). Im Frühjahr 1986 erkrankte die Patientin innerhalb weniger Stunden an einer subkompletten brachiofazialen
Hemiparese rechts und einer vollständigen globalen Aphasie. Wegen der
für eine multiple Sklerose atypischen Symptomatik erfolgte zunächst der
diagnostische Ausschluß anderer ursächlicher Möglichkeiten, bevor eine
i.v. Stoßtherapie mit 5mal 1000 mg Prednisolon eingeleitet wurde. Hierunter trat eine rasche und weitgehende Symptomrückbildung ein.

11 Monate später entwickelte sich eine identische Symptomatik, wobei Untersuchungen der somatosensibel evozierten Potentiale nach Medianusstimulation (Medianus-SEP) einen Ausfall der kortikalen Reizantwort nach rechtsseitiger Stimulation als Hinweis auf die diesmalige
Einbeziehung des somatosensiblen Systems ergab (Abb. 2.10).

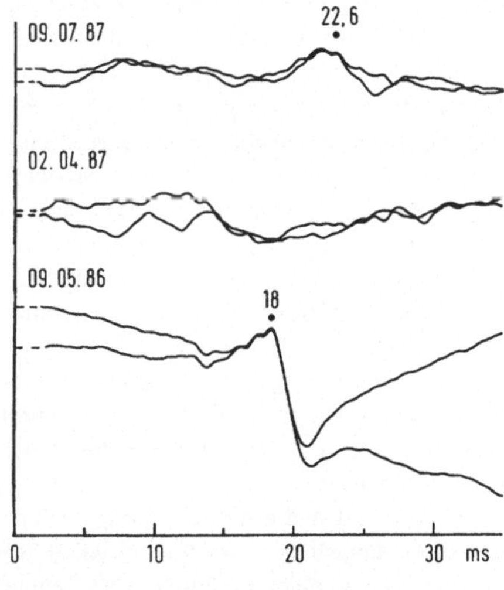

Abb. 2.10. Verlaufsuntersuchung des Medianus-SEP:
24jährige Patientin (B.A.)
mit 1. Schub einer multiplen
Sklerose im Frühjahr 1986
mit im Vordergrund stehen-
der rechtsseitiger Hemiparese. Das Medianus-SEP (kortikale Reizantwort) ist unauf-
fällig als Hinweis auf die er-
haltene Integrität der betref-
fenden somatosensiblen
Bahn. Anläßlich eines neuen
Schubs resultiert ein Verlust
des Medianus-SEP als Hin-
weis auf die komplette Leitungsunterbrechung (Ableitung vom 02.04.1987). Unter
einer Prednisolonstoßtherapie resultiert eine verzögerte
und nur mäßiggradige Besse-
rung der Sensibilitätsstörungen. Dementsprechend zeigt die Kontrolluntersuchung (09.07.1987) zwar ein Wiederauftreten der kortikalen Reizantwort, die jedoch erniedrigt, deformiert und verzögert ist als Hinweis auf die unbefriedigende
funktionelle Restitution

Eine adäquate klinische Sensibilitätsprüfung war wegen der Aphasie nicht durchführbar. Unter einem erneuten Prednisolonstoß mit 5mal 500 mg besserte sich die Aphasie zufriedenstellend; die Hemiparese und die Hemihypästhesie blieben während des stationären Beobachtungszeitraums weitgehend unverändert. Eine 3 Monate später durchgeführte SEP-Kontrolle objektivierte eine partielle Funktionsrückkehr der Somatosensorik mit Wiederauftreten eines – allerdings deformierten und verzögerten – kortikalen Primärkomplexes (Abb. 2.10).

Von Interesse scheint hier die Tatsache, daß selbst offenbar nicht auf einem Leitungsblock beruhende vollständige Unterbrechungen der Impulsleitung in einer zentralnervösen Leitungsbahn (teilweise) reversibel sind, wobei die Deformierung und Verzögerung der kortikalen Reizantwort auf die eingetretene Defektheilung hinweisen.

Patient H.H. (35 Jahre, weiblich). Seit dem 27. Lebensjahr leidet die Patientin an einer multiplen Sklerose mit einer durchschnittlichen Schubfrequenz von 2 Schüben pro Jahr und jeweils guter Remissionstendenz. Nach 8jährigem Krankheitsverlauf entwickelte sich ein ungewöhnlich schwerer Schub mit Hinzutreten einer Optikusneuritis links und einer rechtsseitigen Hemisymptomatik. Wegen erheblicher Beeinträchtigung der epikritischen Sensibilität an der rechten Hand bestand eine deutliche Ungeschicklichkeit bei manuellen Verrichtungen mit Unfähigkeit zur Durchführung feinerer Hantierungen. Die zu diesem Zeitpunkt abgeleiteten somatosensibel evozierten Potentiale nach Medianusstimulation zeigten eine deutliche Deformierung und Amplitudenminderung des kortikalen Primärkomplexes bei regelrechten zervikalen Reizantworten (Abb. 2.11).

Unter 5mal 500 mg Prednisolon resultierte eine eindrucksvolle Besserung mit kompletter Rückbildung der beim letzten Schub hinzugetretenen Symptome und leichter Besserung selbst der vorbestehenden spastischen Paraparese.

Im Anschluß an diese Behandlung blieb die Patientin über 14 Monate schubfrei, danach entwickelten sich subakut Sensibilitäts- und Feinmotorikstörungen an beiden Händen. Die Behandlung erfolgte zunächst ambulant mit 250 mg Solu-Decortin H 3mal wöchentlich, ohne daß hierunter eine Besserungstendenz erkennbar wurde. Die daraufhin vorgenommene stationäre i.v. Stoßtherapie mit 5mal 500 mg Solu-Decortin H führ-

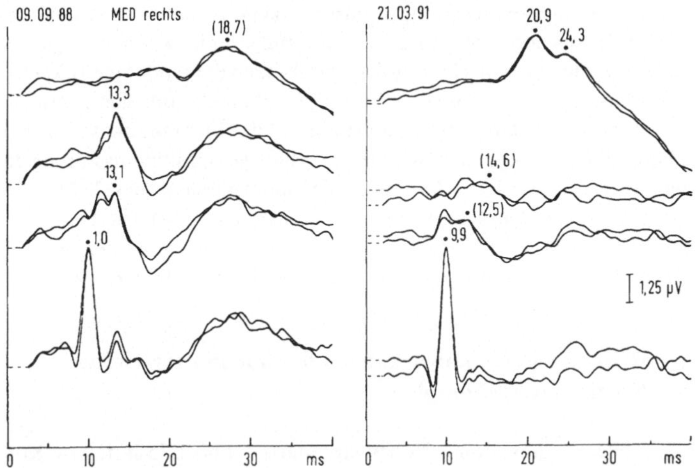

Abb. 2.11. Verlaufsuntersuchung des Medianus-SEP: 35jährige Patientin (H.H.) mit ca. 15. Schub einer multiplen Sklerose mit Herabsetzung der epikritischen Sensibilität im rechten Arm und entsprechend erniedrigter und deformierter kortikaler Reizantwort (09.09.88). Unter einer Prednisolonstoßtherapie resultiert eine rasche und nahezu vollständige Rückbildung der beim letzten Schub hinzugetretenen Symptomatik. 2 ½ Jahre später erfolgt ein erneuter Schub mit noch schwererer Beeinträchtigung der epikritischen Sensibilität mit subkomplettem Ausfall bereits der zervikalen Reizantworten (in Höhe C7 und C2). Als Hinweis auf die vorhergegangene Erholung der früheren supraspinalen Läsion besteht trotzdem eine im Vergleich zur Erstableitung besser ausgeprägte kortikale Reizantwort

te dagegen zu einer deutlichen Besserung; allerdings wurden die Sensibilitätsstörungen an der rechten Hand kaum beeinflußt, und das Medianus-SEP zeigte als Korrelat hierfür einen fast vollständigen Verlust der zervikalen Reizantworten als Hinweis auf eine subkomplette Leitungsunterbrechung im Tractus cuneatus des Halsmarks. Dagegen erwies sich der kortikale Primärkomplex als besser strukturiert als bei der Erstableitung (Abb. 2.11), so daß von einer partiellen Besserung des supraspinalen (alten) Herdes auszugehen war.

Der Krankheitsverlauf bei dieser Patientin weist darauf hin, daß eine Reduktion der Prednisolondosis auf 250 mg und eine alternierende Verabreichung jeden 2. Tag weniger effektiv sind als die übliche Stoßtherapie mit 500 mg Prednisolon tgl. Einschränkend ist jedoch festzuhalten, daß der Erfolg der 2. Stoßtherapie – aufgrund der inzwischen vergangenen Zeit – mit dem zwischenzeitlichen Einsetzen der (spontanen) Remissionsphase zusammenhängen könnte, so daß eine hinreichend verläßliche Aussage nicht möglich ist. Interessant ist darüber hinaus, daß die bei 2 hintereinanderliegenden Schüben gleichartige Sensibilitätsstörung an der rechten Hand das 1. Mal auf einen supraspinalen, das 2. Mal auf einen zervikalen Herd zurückging, und daß der supraspinale Herd eine partielle Besserung zu einer Zeit erkennen ließ, während der sich der Entmarkungsprozeß im Tractus cuneatus des Halsmarks entwickelte.

2.7 Risiken und Nebenwirkungen der hochdosierten i.v. Kortikoidstoßtherapie

Über teilweise gravierende Nebenwirkungen der hochdosierten i.v. Kortikoidstoßtherapie wird besonders in der internistisch-immunologischen Literatur berichtet; diese reichen von anaphylaktischen Reaktionen über lebensbedrohliche Infektionen bis hin zu kardialen Arrhythmien und Herzstillstand mit einzelnen Todesfällen (Stubbs u. Morrell 1973; Garrett u. Paulus 1980; Moses et al. 1981; Pryse-Phillips et al. 1984). Hierbei ist zu berücksichtigen, daß es sich in der Regel um schwerkranke Patienten, teilweise mit vorbestehenden Elektrolytverschiebungen, handelte und daß mitunter sehr hohe Dosen in kurzer Zeit verabreicht wurden. Letzteres erklärt wohl auch die von Warren et al. (1986) publizierte ungewöhnliche Häufung ernsthafter Nebenwirkungen wie Psychosen, Haarausfall, Hüftkopfnekrosen und Katarakt nach Verabreichung von 2000 mg Methylprednisolon/die über 10 Tage.

Im Gegensatz zu diesen Berichten betonen zahlreiche Autoren die Sicherheit und Nebenwirkungsarmut der hochdosierten i.v. Stoßtherapie in Relation zu anderen Therapieverfahren, so bei Lupus erythematodes, Periarteriitis nodosa, rheumatischen Erkrankungen und multipler Sklerose (Cathcart et al. 1976; Neild u. Lee 1977; Williams et al. 1982; Lyons et al. 1988).

Lyons et al. (1988) überprüften die Nebenwirkungen einer i.v. Methylprednisolonstoßtherapie (1000 mg tgl. über 5 Tage, gefolgt von einer oralen Prednisolontherapie mit 60 mg tgl., die über 10 Tage hinweg ausgeschlichen wurde) anhand von 350 Behandlungen an 240 Patienten mit sicherer oder wahrscheinlicher MS. 164 Patienten erhielten diese Behandlung ein einziges Mal, 54 Patienten 2mal, 15 Patienten 3mal, 5 Patienten 4mal und je 1 Patient 5- bzw. 6mal. Die Art und Häufigkeit der in dieser Studie beobachteten Nebenwirkungen sind in Tabelle 2.12 aufgelistet. 2 Patienten entwickelten unter der Behandlung einen Harnwegsinfekt, 2 weitere eine behandlungsbedürftige orale bzw. vaginale Candidiasis. In einem Fall trat innerhalb von 12 h nach Therapieende ein einzelner epileptischer Anfall auf, wobei zu berücksichtigen ist, daß sich im Rahmen der Grunderkrankung in etwa 2% der Fälle eine Epilepsie entwickelt (Matthews 1962). Es mag jedoch durchaus sein, daß dem bekannten Steroideffekt auf den zerebralen Wasser- und Elektrolythaushalt eine pathogenetische Rolle zukommt (Cerrilli u. Miller 1972). Bei ca. 3% der Behandlungen wurden eine passagere Hyperglykämie/Glukosurie beobachtet, in einem Fall eine Hypertonie, ohne daß sich daraus eine Behandlungsnotwendigkeit ergeben hätte. Oberbauchbeschwerden traten bei 1,4% aller Behandlungen auf und machten 4mal eine kurzfristige, einmal eine längerdauernde Therapie mit Antazida bzw. H2-Blockern notwendig. Die mehrmalige Durchführung einer Stoßtherapie bei ein und demselben Patienten ging mit keiner Erhöhung der Komplikationsrate einher, wobei allerdings die Intervalle zwischen je 2 Behandlungen in der Regel mindestens 6 Monate betrugen.

Im eigenen Patientengut kamen ernsthafte Nebenwirkungen, die zum Abbruch der Behandlung geführt hätten, nicht vor, jedoch wurde diese auf Wunsch der Patienten in 3 Fällen wegen Nervosität, Unruhe, Kribbelmißempfindungen, Schlaflosigkeit bzw. Hitze- und Druckgefühl im Kopf vorzeitig beendet. Bei einem Patienten entwickelte sich gegen Ende der Therapie eine agitierte Depression mit paranoidem Einschlag, die eine kurzfristige neuroleptische Medikation erforderlich machte. Die mit Abstand häufigste und für die Patienten oft recht unangenehme Begleitsymptomatik bestand in Unruhe und Schlafstörungen, die meist nach 2-3 Infusionen einsetzten und 1-2 Tage nach Beendigung der Therapie spontan abklangen. In solchen Fällen wurde häufig für einige Tage ein Schlafmittel – meist aus der Benzodiazepinreihe – verabreicht. Bei einem Teil dieser Patientengruppe liefen der Unruhe euphorische oder dysphorische Verstimmungen parallel. Oberbauchbeschwerden machten gelegentlich den Einsatz von Antazida erforderlich, während die durchwegs

1. Die hochdosierte i.v. Stoßtherapie mit (Methyl-)Prednisolon stellt eine effektive Behandlungsmethode bei akuten Schüben von multipler Sklerose, teilweise auch von akuten Verschlimmerungen von chronisch-progredienten Formen von MS dar. Die hierunter beobachteten Symptombesserungen lassen sich aufgrund des Ausmaßes und des zeitlichen Verlaufs eindeutig von Spontanremissionen abgrenzen

(Buckley et al. 1982; Willoughby 1985; Durelli et al. 1986; Brainin et al. 1989).

Ob Prednisolon oder Methylprednisolon zum Einsatz kommt, ist gleichgültig, da der zelluläre Wirkungsmechanismus und Angriffsort identisch ist (s. Kap. 1).

2. Die Stoßtherapie ist wirksamer als die konventionelle orale Behandlung mit Kortikoiden (Dowling et al. 1980; Ohno et al. 1987).
Hiermit in Übereinstimmung steht die Beobachtung, daß nur die hochdosierte i.v. Stoßtherapie die Kontrastmittelanreicherung frischer MS-Herde reduziert oder beseitigt, nicht jedoch die orale Therapie mit Prednisolon oder Dexamethason in konventionellen Dosen sowie die ACTH-Therapie (Marano et al. 1980; Aita 1982; Loizou et al. 1982; Troiano et al. 1984).

3. Die Mehrzahl der Studien zeigt darüber hinaus eine eindeutige Überlegenheit der hochdosierten i.v. Stoßtherapie mit (Methyl-)Prednisolon gegenüber der ACTH-Behandlung; sie hat einen rascheren Wirkungseintritt und eine deutlichere Symptomrückbildung zur Folge (Goas et al. 1983; Abbruzzese et al. 1983; Riffel u. Stöhr 1985; Barnes et al. 1985; Myers 1990; Beck et al. 1992). Außerdem wird durch die Stoßtherapie die Behandlungsdauer signifikant verkürzt (Riffel u. Stöhr 1985; Thompson et al. 1989).

4. Zur Durchführung der i.v. Stoßtherapie werden i.a. keine ultrahohen Dosen von (Methyl-)Prednisolon benötigt; vielmehr scheint eine Dosis von je 500 mg/die über 5 Tage hinweg ausreichend (Warren et al. 1986; Milligan et al. 1987; eigene Ergebnisse)
Bei etwaigem Therapieversagen besteht jedoch die Möglichkeit, durch einen – nach mehrtägigem Intervall angeschlossenen – 2. Behandlungszyklus noch einen therapeutischen Effekt zu erzielen (Willoughby 1985).

5. Die i.v. Stoßtherapie sollte möglichst innerhalb von 4 Wochen nach Auftreten eines neuen Schubs beginnen.
Ein Beginn zu einem späteren Zeitpunkt verschlechtert die Behandlungsergebnisse, wie aus einem Vergleich der Tabellen 2.6 und 2.7 deutlich wird.

6. Der Effekt der hochdosierten i.v. Stoßtherapie mit (Methyl-)Prednisolon ist besser bei jüngeren Patienten, geringerem Behinderungsgrad, kurzer Krankheitsdauer sowie bei schubförmigem Verlauf
   (Murray u. Szerb 1982; Milligan et al. 1987).

7. In manchen Studien wird ein bevorzugtes Ansprechen bestimmter
   Symptome beschrieben, so z.B. von Paresen (Durelli et al. 1986; Milligan et al. 1987), Sensibilitätsstörungen und zerebellären Symptomen (Durelli et al. 1986), Hirnstamm- und visuellen Symptomen (Ohno et al. 1987). Bereits aufgrund der Divergenzen in diesen Beobachtungen verschiedener Autoren erheben sich Zweifel an dem behaupteten selektiven Ansprechen bestimmter Symptome auf die Therapie;
   ein solches ließ sich auch im eigenen Untersuchungsgut nicht belegen.

8. Die Verträglichkeit der Stoßtherapie ist in der überwiegenden Mehrzahl der Behandlungszyklen ausgezeichnet. Eventuell auftretende
   Nebenwirkungen sind in aller Regel harmlos und nach Beendigung
   der Therapie rasch reversibel. Insgesamt sind Häufigkeit und Schweregrad von Nebenwirkungen deutlich günstiger als bei der konventionellen oralen Kortikoidtherapie und als bei der ACTH-Behandlung
   (Newman et al. 1982; Milligan et al. 1987; Thompson et al. 1989).

Aufgrund der dargestellten Erfahrungen ist die Aussage von Matthews et
al. (1991) gut begründet, wenn diese Autoren äußern: »Es besteht kein
Zweifel, daß eine kurzfristige hochdosierte i.v. Methylprednisolonbehandlung beim akuten Schub der MS die Therapie der Wahl darstellt.«
Über die Notwendigkeit einer anschließenden oralen Weiterbehandlung
sind die Ansichten geteilt; ein eindeutiger Vorteil einer solchen Nachbehandlung gegenüber der alleinigen i.v. Stoßtherapie ist bislang nicht belegt, während die Häufigkeit und Schwere von Nebenwirkungen darunter zunehmen. Aus diesem Grund sehen wir keine Notwendigkeit für
eine orale Weiterbehandlung. Ist der Behandlungseffekt der i.v. Stoßtherapie unbefriedigend, kann diese in Einzelfällen nach einem mehrtägigen Intervall wiederholt werden, ohne daß dabei eine Zunahme des Behandlungsrisikos beobachtet werden konnte.

3 Wirkungsmechanismen der Kortikoidstoßtherapie bei multipler Sklerose

Eine kausale Therapie der multiplen Sklerose existiert bislang nicht. Symptomatische Behandlungsversuche im Verlauf eines akuten Entzündungsschubs – bzw. einer Verschlechterung bei chronisch-progredientem Verlauf – basieren auf der Vorstellung, daß eine frühzeitige Abschwächung der Entzündungsreaktion geeignet ist, den Schaden zu begrenzen, so daß nachfolgende regeneratorische Vorgänge eine günstigere Ausgangsbasis haben. Daß dies prinzipiell möglich ist, demonstrieren die keineswegs seltenen MS-Patienten, deren wiederholte Schübe mehr oder weniger ausheilen, so daß auch nach längerem Verlauf keine bleibende Behinderung nach Abklingen des jeweiligen Schubs zurückbleibt. Als Erklärung hierfür muß man annehmen, daß die strukturellen Läsionen innerhalb der Entzündungsherde in diesen Fällen so gering bleiben, daß eine völlige oder weitgehende Regeneration möglich wird. Aber auch nach eingetretenen strukturellen Läsionen kann man von einer begrenzten Regenerationstendenz ausgehen, die evtl. durch therapeutische Maßnahmen unterstützt werden kann.

Um mögliche Kortikoideffekte auf den Ablauf der Entzündung zu verstehen, muß zunächst die Abfolge der entzündlichen Reaktion dargestellt werden mit initialer umschriebener Störung der Blut-Hirn-Schranke, Lymphozyteninfiltration in frischen Herden, Demyelinisierung, Axonverlust, Minderung an Oligodendrozyten und schließlich in der Regenerationsphase mit Astrozytose und geringer Remyelinisierung in chronischen Plaques.

3.1 Ablauf akuter entzündlicher Reaktionen und deren Beeinflussung durch Kortikoide

Die initiale Veränderung bei einem beginnenden MS-Schub besteht in einer Funktionsstörung der Blut-Hirn-Schranke mit Durchtritt und perivaskulärer Ansammlung von Entzündungszellen. Dabei wird angenommen, daß aktivierte T-Lymphozyten und Makrophagen sich an die Endothelzellen anlagern und die Schranken durch Sekretion von Zytokinen und Enzymen öffnen, was deren Passage ermöglicht (Springer 1990). T-Lymphozyten produzieren nach Durchdringung der Blut-Hirn-Schranke γ-Interferon, welches Makrophagen und Mikrogliazellen aktiviert; außerdem unterstützen sie die Aktivität von B-Lymphozyten und tragen durch beide Vorgänge indirekt zur Zerstörung der Oligodendrozyten und der von diesen gebildeten Myelinscheide bei (Compston 1991).

Gegen T-Lymphozyten gerichtete Therapieprinzipien greifen damit in die früheste und elementarste Phase des Entzündungsprozesses ein, nämlich: lokale Aufhebung der Blut-Hirn-Schranke, deren Durchdringung sowie der Aktivierung weiterer Entzündungszellen. In diesem Zusammenhang ist die Hemmwirkung von Glukokortikoiden besonders gegenüber T-Zellen und deren stabilisierender Einfluß auf die Blut-Hirn-Schranke erwähnenswert. Dabei scheint die Abdichtung einer gestörten Blut-Hirn-Schranke durch Kortikoide dosisabhängig zu sein; nimmt man nämlich die herdförmige Kontrastmittelanreicherung im kranialen Computertomogramm bzw. Kernspintomogramm als Indikator für die gestörte Schrankenfunktion, so kommt es nur nach hochdosierter i.v. Gabe von Methylprednisolon zu einem Verschwinden oder einer Reduktion der Kontrastmittelanreicherung, und zwar bereits innerhalb von 8 h (Troiano et al. 1984; Kesselring et al. 1989). Konventionelle Dosen von Kortikoiden oder ACTH lassen dagegen diesen Effekt vermissen (Marano et al. 1980; Aita 1982; Loizou et al. 1982). Da die Öffnung der Blut-Hirn-Schranke den Ausgangspunkt des folgenschweren weiteren entzündlichen Prozesses darstellt, erscheint es möglich, durch deren frühzeitige Abdichtung mittels einer hochdosierten i.v. Stoßtherapie mit (Methyl-) Prednisolon den Vorgang zu unterbrechen, bevor eine größere Zahl immunkompetenter Zellen in das Hirngewebe eingedrungen sind. Daß dies prinzipiell möglich ist, zeigen Einzelbeobachtungen, bei denen gadoliniumanreichernde Herde im T_1-Bild bei späteren Kontrollen nicht im T_2-Bild nachweisbar waren, so daß von einer Restitution auszugehen war (Harris et al. 1991).

Im Anschluß an das Eindringen von Entzündungszellen in das ZNS spielen sich eine Reihe von Prozessen ab, die letztlich zum Untergang von Oligodendrozyten samt ihren Fortsätzen und der von diesen gebildeten Markscheiden führen. Das Ausmaß dieser Zellzerstörung hängt von

mehreren Faktoren ab und nimmt z.B. bei einer Erhöhung der Comple-
ment- oder Perforinkonzentration zu (Scolding et al. 1990). Eine Reihe
von gegen Oligodendrozyten gerichteten Antikörpern in sublytischer
Konzentration stimulieren Makrophagen und Mikrogliazellen, Oligodendrozyten anzugreifen und zu phagozytieren (Scolding u. Compston
1991). Umgekehrt läßt sich die Makrophagenaktivität durch hohe i.v.
Methylprednisolondosen hemmen und damit wohl auch das Ausmaß des
Untergangs von Oligodendrozyten vermindern.

Nach eingetretener Zerstörung von Nervenzellen, Axonen und Myelinscheiden besteht prinzipiell eine gewisse Regenerationsfähigkeit. So wurden auch im ZNS des Erwachsenen gliale Stammzellen (O-2A) gefunden,
die innerhalb von Entmarkungsherden zur Entstehung neuer Oligodendrozyten führen können (Wolswijk u. Noble 1989). Daß dieser Regenerati-
onsvorgang letztlich unbefriedigend abläuft, wird damit erklärt, daß auch
diese Stammzellen anfällig sind gegenüber dem zugrundeliegenden Ent-
zündungsprozeß und daß außerdem das Einwandern von Zellen in einen
Entmarkungsherd – ebenso wie das Durchwachsen von Axonen – durch
die sich ausbildende Astrozytose behindert wird (Compston 1991).

Betrachtet man den Gesamtablauf der Entzündungsreaktion, so
scheint es möglich zu sein, durch Kortikoide diesen Prozeß an mehreren
Stellen zu hemmen:
- Abdichtung der Blut-Hirn-Schranke,
- Hemmwirkung gegen Lymphozyten (v.a. T-Zellen),
- Hemmung der Makrophagenaktivität (und damit des Ausmaßes des
  Oligodendrozytenuntergangs),
- Minderung des Ödems in akuten Plaques,
- Verschwinden complementabhängiger blockierender Faktoren
  (Schauf et al. 1978),
- Ermöglichung einer synaptischen Reorganisation (Halliday u. McDo-
  nald 1977).

3.2 Funktionelle Konsequenzen der Demyelinisierung

Eine herdförmige Entmarkung kann zu einer verlangsamten Impulsleitung in der betroffenen Leitungsbahn oder zu einem Leitungsblock führen; bei weniger schweren Veränderungen werden nur höherfrequente

Impulsfolgen nicht mehr weitergeleitet, da der verminderte Sicherheitsfaktor der Impulsübertragung dies unmöglich macht. Außer solchen »negativen« Folgeerscheinungen von Entmarkungsvorgängen können auch »positive« Phänomene resultieren, die als Ausdruck einer Hyperexzitabilität anzusehen sind (z.B. visuelle Erscheinungen, Schmerzen, elektrisierende Mißempfindungen). Diese Erscheinungen können als Ausdruck einer spontanen Impulsentstehung in demyelinisierten Axonabschnitten interpretiert werden. Teilweise beruhen sie auch auf der erhöhten Mechanosensitivität entmarkter Axonabschnitte, so daß die entsprechenden Reizerscheinungen mechanisch induziert werden (z.B. visuelle Phänomene bei Augenbewegungen oder Parästhesien bei Kopfbewegungen). Zur Auslösung spontan und mechanisch induzierter Impulse können Veränderungen im periaxonalen Ionenmilieu beitragen; so dürfte bereits eine geringe Zunahme der K^+-Konzentration im Extrazellulärraum zur Membrandepolarisation mit erhöhter Membranerregbarkeit führen (Kocsis u. Waxman 1985). Ein weiterer Hinweis auf die Bedeutung des periaxonalen Ionenmilieus ergibt sich aus Beobachtungen über einen positiven klinischen Effekt einer Hypokalziämie. Schließlich dürften pathologische Interaktionen benachbarter entmarkter Axone, die eine Erregungsausbreitung von einer auf mehrere Fasern ermöglicht, für die bei multipler Sklerose beobachteten Reizerscheinungen von Bedeutung sein.

Die beschriebenen funktionellen Änderungen im Gefolge einer Demyelinisierung spiegeln sich teilweise im klinischen Bild wider, können aber genauer durch die Ableitung multimodal evozierter Potentiale erfaßt werden. Dabei führen umschriebene Leitungsverzögerungen zu entsprechenden Latenzverlängerungen der jeweiligen Reizantworten, während ein Leitungsblock eine Amplitudenabnahme – bis hin zum Ausfall des Potentials – zur Folge hat. Je nach dem Ergebnis der Messungen erlauben diese somit Rückschlüsse auf Impulsleitungsverzögerungen oder Blockierungen oder eine Kombination beider Veränderungen in der grpüften Sinnesbahn. Untersuchungen im Verlauf erlauben darüber hinaus Rückschlüsse auf etwaige regeneratorische Vorgänge. Dabei zeigten Untersuchungen der VEP, FAEP und SEP durch Smith et al. (1986) sowie Compston et al. (1987) keine akuten Latenzveränderungen im Gefolge einer hochdosierten Kortikoidtherapie. Die anhand der VEP-Latenzen bestimmte zentralnervöse Impulsleitung verbesserte sich dagegen unter

Verapamilinfusionen. Compston et al. (1987) vermuten, daß Kortikoide ähnliche – aber verzögert auftretende – Effekte auf das periaxonale Ca^{++}-Ionenmilieu ausüben, wie dieser Kalziumblocker, jedoch sind die elektrophysiologischen Wirkungen der Kortikosteroide letztlich unbekannt.

Im Unterschied zu der fehlenden kurzfristigen Beeinflussung der Latenzen multimodal evozierter Potentiale durch Kortikoide ergeben sich öfters rasche und ausgeprägte Verbesserungen in den Amplituden der Reizantworten (Abb. 2.5 und 2.9). Die rasche Wirkung spricht gegen einen Effekt auf demyelinisierende Veränderungen und für eine Wirkung auf leichtere und entsprechend rascher reversible Myelinschäden. Hierbei ist zu beachten, daß ein Leitungsblock durch lokale Entzündungsreaktionen mit Ödem hervorgerufen werden kann (Halliday u. McDonald 1977). Die bekannte antiödematöse Wirkung der Kortikoide sowie die generelle Hemmung der Entzündungsreaktion in akut demyelinisierten Herden sind vermutlich für solche raschen Besserungen im klinischen Bild und in der Amplitude multimodal evozierter Potentiale verantwortlich (Dowling et al. 1980; Buckley et al. 1982). Verlaufsuntersuchungen sprechen dafür, daß in Einzelfällen nicht nur anhand der klinischen, sondern auch anhand der elektrophysiologischen Parameter eine restitutio ad integrum von der Erkrankung betroffener Sinnesbahnen eintreten kann (s. Abb. 2.7). Neben einem fokalen und perifokalen Ödem werden als Ursache passagerer Leitungsstörungen neuroblockierende Faktoren vermutet, so daß möglicherweise deren Verminderung unter der Therapie der Behandlungseffekt teilweise zuzuschreiben ist (Davis u. Schauf 1976).

Neben akuten Veränderungen in von der Entzündung betroffenen Leitungsbahnen unter Kortikoidtherapie müssen längerfristige Abläufe berücksichtigt werden. Dabei resultiert in unbehandelten Fällen (aber auch bei vielen immunsupprimierten Patienten) in der Regel eine allmähliche Funktionsverschlechterung, u.a. sichtbar in zunehmenden Latenz-, Amplituden- und Formänderungen der evozierten Potentiale (s. Abb. 2.8). Um so bedeutsamer sind Einzelbeobachtungen bei konsequent überwachten und behandelten Patienten, bei denen über Monate bis Jahre fortgeführte Verlaufsbeobachtungen allmähliche Funktionsverbesserungen aufzeigen konnten, die auf die prinzipiell vorhandene Regenerationstendenz hinweisen (s. Abb. 2.6). Bereits aufgrund tierexperimenteller Studien ist bekannt, daß auch innerhalb des ZNS Remyelinisierungsvorgänge ablaufen können, insbesondere in den Randgebieten von Entmarkungsherden (Prineas u. Connell 1979). Im Vergleich zu normalen markhaltigen Axonen besitzen remyelinisierte Axone allerdings abnorm dünne Myelinscheiden und kurze Internodien, was sich negativ auf die Impulsleitungsgeschwindigkeit auswirkt. Entscheidend ist jedoch, daß dadurch wieder eine Impulsweiterleitung möglich wird.

Eine Remyelinisierung ist allerdings keine absolute Voraussetzung für eintretende Funktionsverbesserungen. So gibt es tierexperimentelle Hinweise darauf, daß chronisch demyelinisierte Nervenfasern – mit zunächst unerregbaren internodalen Axonmembranen – im Lauf der Zeit Ionenkanäle ausbilden, die eine kontinuierliche Impulsleitung ermöglichen. Möglicherweise spielen noch weitere Mechanismen, wie z.B. synaptische Neuorganisationen, bei längerfristig einsetzenden Funktionsverbesserungen eine Rolle.

Insgesamt scheinen die unter einer Stoßtherapie beobachteten klinischen und elektrophysiologischen Funktionsverbesserungen im wesentlichen auf den antiödematösen und antiphlogistischen Effekt der Kortikoide zurückzugehen. Darüber hinaus erscheint es einsichtig, daß dadurch das Ausmaß irreversibler struktureller Veränderungen verkleinert und der Ablauf längerfristiger regeneratorischer Vorgänge begünstigt wird.

Dies könnte die bei spontanen MS-Verläufen nicht bekannten längerfristigen Funktionsverbesserungen bei einzelnen konsequent therapierten Patienten erklären (s. Abb. 2.6).

Ob Kortikoiden ein membranstabilisierender Effekt an Axonen zukommt, ist bislang nicht eindeutig geklärt. Die bei einer Patientin (s. S. 52) beobachteten, teils spontanen, teils mechanisch induzierten gehäuften elektrisierenden Mißempfindungen zeigten unter einer 5tägigen hochdosierten i.v. Prednisolontherapie keinerlei Besserung, während sie bereits nach einmaliger Gabe von 400 mg Carbamazepin sistierten. Somit scheint die in demyelinisierten Axonen mögliche Hyperexzitabilität mit ektopischer Impulsgenerierung und Mechanosensitivität auf Prednisolon zumindest wesentlich geringer anzusprechen als auf Carbamazepin, dessen membranstabilisierender Effekt seit langem therapeutisch genutzt wird.

3.3 Einflüsse der Kortikoidtherapie auf immunologische Parameter

Bei Multiple-Sklerose-Patienten wurden eine ganze Reihe entzündlicher Liquorveränderungen beschrieben, ohne daß bis heute Klarheit über deren Spezifität besteht. So findet sich bei multipler Sklerose eine erhöhte intrathekale IgG-Synthese, ohne daß bislang spezifische Antikörper mit sicherer pathogenetischer Bedeutung gefunden wurden. Titererhöhungen von Antikörpern gegen zahlreiche Viren und ZNS-Bestandteile werden als unspezifische Konsequenz einer polyklonalen Aktivierung von B-Zellen interpretiert (Warren et al. 1987).

Die erhöhte intrathekale IgG-Synthese (Tourtellotte 1978) läßt sich nun durch eine hochdosierte i.v. Methylprednisolontherapie signifikant vermindern, vermutlich infolge einer Verminderung der Zahl der B-Lymphozyten in den Entzündungsherden; zusätzlich kann ein Verschwinden oligoklonaler Banden resultieren (Trotter u. Garvey 1980). Dieser Effekt ist dosisabhängig (Warren et al. 1987): bei Behandlung von MS-Patienten im akuten Schub allein durch Bettruhe oder mittels 80 mg Methylprednisolon tgl. über 10 Tage bleibt die intrathekale IgG-Synthese bei Kontrolle nach 10 Tagen weitgehend unverändert. Demgegenüber resultiert eine signifikante Abnahme bei Tagesdosen über 160 mg Methylprednisolon tgl., die in Abhängigkeit von der Tagesdosis zunimmt (Tabelle 3.1).

Ähnliche Effekte – wenn auch in weniger ausgeprägter Form – ergeben sich auch bei Patienten mit chronisch-progredientem Verlauf. Allerdings korreliert das Ausmaß der Senkung der IgG-Produktion nicht mit dem klinischen Besserungsgrad, und es tritt teilweise ein sekundärer Wiederanstieg der zentralnervösen IgG-Synthese trotz fortschreitender klinischer Besserung ein (Durelli et al. 1986).

Im Liquor von MS-Patienten lassen sich Autoantikörper gegen basisches Myelinprotein (Anti-MBP) feststellen, deren Konzentration mit der Prozeßaktivität korreliert und die bei Patienten in der Remissionsphase verschwinden (Warren u. Catz 1986, 1987). Möglicherweise stellt Anti-MBP nur einen unspezifischen Indikator für eine Myelinschädigung dar. Allerdings bestehen Hinweise auf eine enge Korrelation mit der Verlaufsform und der Prozeßaktivität bei multipler Sklerose. So liegen im akuten MS-Schub diese Autoantikörper vorwiegend in freier, bei progressiver Verlaufsform in gebundener Form vor, so daß die akute Exazer-

Tabelle 3.1. Einfluß von Methylprednisolon (*MP*) auf verschiedene Liquorparameter ($\bar{x} \pm s$) bei Multiple-Sklerose-Patienten im akuten Schub.
Die Messungen erfolgten vor und nach einer 10tägigen Behandlung mittels Bettruhe (*links*), 250 mg (*Mitte*) bzw. 2000 mg Methylprednisolon tgl. (*rechts*; *MPB* basisches Myelinprotein, *F/B* Quotient aus freier und gebundener Fraktion). (Gekürzt aus Warren et al. 1987)

	MP/die [mg]					
	Bettruhe (n = 10)		250 (n = 7)		2000 (n = 10)	
	Vor Therapie	Nach 10 Tagen	Vor Therapie	Nach 10 Tagen	Vor Therapie	Nach 10 Tagen
IgG-Index	1,40 ± 0,5	1,46 ± 0,6	1,31 ± 0,3	0,86 ± 0,1[a]	1,20 ± 0,2	0,82 ± 0,1[a]
IgG-Synthese	31,3 ± 10,0	34,7 ± 14,9	29,8 ± 4,6	19,7 ± 2,8[a]	21,1 ± 2,6	5,8 ± 2,2[b]
MBP						
Frei	11,8 ± 7,8	11,5 ± 7,8	11,6 ± 2,8	4,7 ± 1,3[b]	15,2 ± 2,9	4,6 ± 1,6[b]
Gebunden	3,6 ± 2,2	3,0 ± 2,0	2,6 ± 1,2	7,8 ± 3,6	1,0 ± 0,4	1,4 ± 0,8
Anti-MBP						
Frei	11,0 ± 6,0	11,0 ± 6,0	11,0 ± 2,4	4,0 ± 1,2[b]	14,0 ± 2,1	5,0 ± 1,8[b]
Gebunden	2,0 ± 3,0	3,0 ± 2,0	5,0 ± 1,5	8,0 ± 3,1	0,9 ± 0,3	3,0 ± 1,2
F/B	7,7 ± 3,3	6,8 ± 3,2	3,9 ± 1,2	0,91 ± 0,74[b]	15,4 ± 6,4	2,3 ± 1,4[b]

[a] p < 0,01.
[b] p < 0,001.

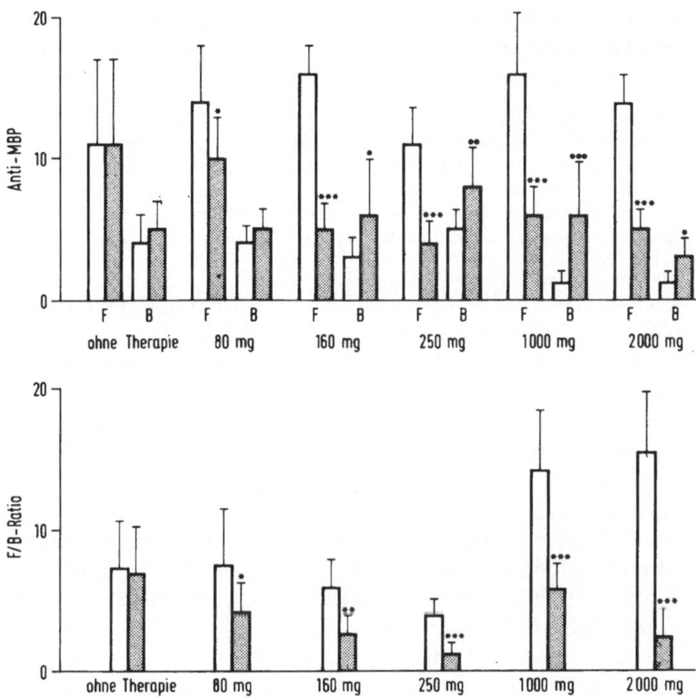

Abb. 3.1. Konzentration an freien (*F*) und gebundenen (*B*) Autoantikörpern gegen basisches Myelinprotein (*Anti-MBP*; *oben*) sowie Quotient aus dem freien und gebundenen Anteil (*F/B-Ratio*; *unten*) bei Multiple-Sklerose-Patienten im akuten Schub vor und nach 10-tägiger Therapie mit unterschiedlichen Tagesdosen an Methylprednisolon (*offene Säulen* vor, *gestrichelte Säulen* nach Behandlung), *● p < 0,05, **●● p < 0,01, ***●●● p < 0,001). (Mod. nach Warren et al. 1987)

bationen der Krankheit durch einen hohen (> 1) Quotienten aus freier zu gebundener Form (F/B) charakterisiert ist (Warren et al. 1987). Der Anteil an freiem Anti-MBP (und die Höhe des F/B-Quotienten) zeigt nun eine signifikante Abnahme unter Methylprednisolongaben von mindestens 160 mg tgl. über 10 Tage (Abb. 3.1).

Nach Wajgt et al. (1983) reduziert eine Prednisolontherapie nicht nur die Liquorkonzentration von Anti-MBP, sondern darüber hinaus die des antimyelinassoziierten Glykoprotein (Anti-MAG).

Am Beispiel einer 28jährigen Patientin zeigen Warren et al. (1987), daß eine ACTH-sowie eine niedrig dosierte Prednisolontherapie nur geringe Effekte auf die Anti-MBP-Antikörper besitzen, ebenso eine Behandlung mit 2000 mg Methylprednisolon tgl. über 10 Tage, sofern diese erst einige Monate nach dem letzten Schub eingeleitet wird. Dagegen hat eine Therapie mit 2000 mg Methylprednisolon tgl. eine ausgeprägte Antikörperreduktion zur Folge, sofern die Therapie frühzeitig nach Schubbeginn einsetzt.

Compston et al. (1987) beobachteten unter einer hochdosierten i.v. Stoßtherapie mit Methylprednisolon einen auffälligen Anstieg des C9-Index als Hinweis auf eine Hemmung der intrathekalen Komplementaktivierung.

Zusammengefaßt kommt synthetischen Kortikoiden ein Effekt auf eine ganze Reihe von immunologischen Parametern zu, der allerdings dosisabhängig und teilweise nur bei hohen Dosen signifikant ist:

1) Hemmung der Zahl und Funktion von Entzündungszellen (Guseo u. Jellinger 1985), teilweise wohl infolge einer Unterdrückung der Einwanderung immunkompetenter Zellen in das ZNS durch Abdichtung der Blut-Hirn-Schranke.
2) Herabsetzung der intrathekalen IgG-Synthese.
3) Aktivitätsminderung proteolytischer Enzyme (Sato et al. 1984).
4) Verminderung von Autoantikörpern gegen basisches Myelinprotein (Anti-MBP) bei Patienten mit akuter Exazerbation.
5) Anstieg des C9-Index als Hinweis auf Hemmung der intrathekalen Komplementaktivierung.

Daneben bestehen die bereits oben erwähnten positiven Effekte auf die Blut-Hirn-Schranke und das fokale und perifokale Ödem infolge Herabsetzung der Kapillarpermeabilität. Möglicherweise werden schließlich auch noch das periaxonale Ionenmilieu sowie die Membranstabilität demyelinisierter Axone positiv beeinflußt (Mertin 1985; Warren et al. 1987).

4 Empfehlungen zur Durchführung der hochdosierten i.v. Stoßtherapie mit Prednisolon bei multipler Sklerose

4.1 Indikationen

Die Indikationen zur Durchführung der hochdosierten i.v. Stoßtherapie mit Prednisolon oder Methylprednisolon wurden in den bislang vorliegenden Studien unterschiedlich gestellt. Die meisten Autoren beschränken diese Therapieform auf Patienten mit schubförmig verlaufender MS (Dowling et al. 1980; Barnes et al. 1985). Tatsächlich spricht diese Verlaufsform der MS am besten auf die Therapie an, insbesondere wenn es sich um die ersten Schübe handelt, die Behandlung innerhalb von 4 Wochen nach Schubbeginn einsetzt und die Krankheitsdauer unter 10 Jahren liegt. Die besseren Therapieergebnisse beim Vorliegen dieser Voraussetzungen sind jedoch kein hinreichender Grund, den übrigen Patienten diese Therapie vorzuenthalten; immerhin erbringt die Prednisolonstoßtherapie selbst bei einer Krankheitsdauer von über 10 Jahren noch in der Hälfte der Fälle ein positives Resultat (s. Tab. 2.10), so daß u.E. ein Behandlungsversuch auch bei dieser Patientengruppe naheliegt.

Chronisch-progrediente MS-Verläufe blieben üblicherweise aus der Prednisolonstoßtherapie ausgespart. Nachdem jedoch Milligan et al. (1987) auch bei dieser Verlaufsform in 46% der Fälle Besserungen erzielen konnten und im eigenen Patientengut sogar in 60% eine – allerdings meist nur geringe – Symptomrückbildung eintrat (s. Tab. 2.8), erscheint dieser Ausschluß chronisch-progredienter Verläufe nicht mehr gerechtfertigt.

Im Hinblick auf die unterschiedlichen bei MS-Patienten auftretenden Symptome wird z.B. von Matthews et al. (1991) die Ansicht vertreten, daß eine Methylprednisolonstoßtherapie beim alleinigen Vorliegen von Sensibilitätsstörungen oder einer Retrobulbärneuritis nicht angezeigt sei. Eine solche Einschränkung der Indikation ist schwer nachvollziehbar. Eine sensible Ataxie kann funktionell ebenso hinderlich sein wie eine Parese oder zerebelläre Ataxie und spricht ebenso gut auf die Behandlung an. Überhaupt konnte das von manchen Autoren behauptete bevorzugte Ansprechen bestimmter Symptome auf die Therapie nicht bestätigt werden (s. Tabelle 2.6).

Eine Retrobulbärneuritis zeigt zwar üblicherweise eine gute Spontanprognose, aber eben nicht immer, und im Einzelfall ist die Prognose in der Akutphase durchaus unsicher. Im Hinblick auf die eindrucksvollen und raschen Besserungen des Visus unter einer Stoßtherapie (Dowling et al. 1980; Goas et al. 1983; Spoor u. Rockwell 1988; Beck et al. 1992) erscheint uns diese daher auch bei isolierten Sehnervenentzündungen empfehlenswert.

Aus den genannten Gründen ist die Prednisolonstoßtherapie u.E. bei allen MS-Patienten indiziert, bei denen in den zurückliegenden 4-8 Wochen eine Symptomzunahme eintrat, unabhängig davon, ob es sich um einen schubförmigen oder einen chronisch-progredienten Verlauf handelt, und außerdem unabhängig davon, worin die Symptomatik im einzelnen besteht. Im Hinblick auf die guten Ergebnisse sehen wir auch beim Vorliegen einer isolierten Retrobulbärneuritis eine Indikation zur Durchführung dieser Behandlung.

Indikationen zur Durchführung der hochdosierten i.v. Stoßtherapie mit Prednisolon sind:
– schubförmig verlaufende Formen von multipler Sklerose,
– chronisch-progrediente Verlaufsform der multiplen Sklerose,
– akute Retrobulbärneuritis.

4.2 Kontraindikationen

Kontraindikationen für die Durchführung einer hochdosierten i.v. Stoßtherapie mit Prednisolon sind bei MS-Patienten selten und nur in folgenden Fällen gegeben:
– floride Magen-Darm-Ulzera,
– dekompensierte arterielle Hypertonie,
– entgleister Diabetes mellitus,
– akute Infektionskrankheiten,
– Elektrolytverschiebungen (v.a. Hypokaliämie),
– chronische Niereninsuffizienz (v.a. bei gleichzeitiger Furosemidtherapie),
– Kardiopathie mit Rhythmusstörungen,
– allergische Reaktion bei früherer Kortikoidgabe,

– akute Psychosen,
– epileptische Anfälle.

Teilweise handelt es sich hierbei lediglich um relative oder temporäre Kontraindikationen. So ist z.B. die Prednisolonstoßtherapie selbstverständlich durchführbar, sobald ein Harnwegsinfekt saniert, ein epileptisches Anfallsleiden eingestellt oder eine Hypokaliämie ausgeglichen ist.

Keine Kontraindikation stellt ein negatives Behandlungsergebnis zu einem früheren Zeitpunkt dar, da dies einen befriedigenden Effekt bei der Behandlung späterer Schübe nicht ausschließt.

Treten unter der Behandlung Nebenwirkungen auf, so muß im Einzelfall entschieden werden, ob eine vorzeitige Beendigung der Infusionsserie erfolgt. Bei der mit Abstand häufigsten Nebenwirkung – psychomotorische Unruhe mit Schlafstörung – genügt meist die abendliche Verordnung eines Hypnotikums aus der Benzodiazepinreihe, um dem Patienten eine ausreichende Erleichterung zu verschaffen. Gelegentliche Oberbauchbeschwerden lassen sich durch Antazida oder H2-Blocker in aller Regel rasch unter Kontrolle bekommen und zwingen praktisch nie zu einem Therapieabbruch.

4.3 Aufklärung des Patienten

Besonders im Hinblick auf die modische »Kortisonangst« (mit teilweisem Übergang in eine »Kortisonhysterie«) sollte der Patient über die Therapie sorgfältig aufgeklärt werden. Dabei ist die Kortisonangst nur ein Teilaspekt der verbreiteten irrationalen Kritik gegenüber »Chemie« und »Schulmedizin«, an der wir wenig ändern können. Wir müssen diesen Zeitgeist aber kennen und bei unserer Aufklärung voraussetzen, vielleicht sogar ganz gezielt ansprechen und Verständnis dafür aufbringen, ohne uns davon in die Defensive drängen zu lassen. Generell besteht unsere Aufgabe nicht darin, den Patienten therapeutisch zu »vergewaltigen«, sondern ihn zu informieren über seine Erkrankung, deren voraussichtlichen Verlauf und die vorhandenen Einflußmöglichkeiten. Die Entscheidung zu einer bestimmten Therapie sollte von ihm kommen, da nur dann eine gute Compliance zu erwarten ist.

In bezug auf die Prednisolonstoßtherapie sollte der Patient auf deren in vielen Studien nachgewiesene Effektivität und gute Verträglichkeit hingewiesen werden, ebenso auf die Tatsache, daß die Behandlung auf 5 Tage begrenzt werden kann. Die zahlreichen potentiellen Nebenwirkungen einer Kortikoidtherapie – von denen die Mehrzahl der Patienten einige kennen – sollten gezielt angesprochen werden. Dabei sollte darauf hingewiesen werden, daß die meisten und gravierendsten unerwünschten Effekte im Gefolge einer monate- oder jahrelangen Behandlung auftreten und bei einer Kurzzeittherapie nicht zu erwarten sind. Der Patient erkennt daraus, daß man die Behandlungsrisiken kennt und in seine Überlegungen mit einbezieht. Schließlich muß der Patient wissen, daß die Nichtbehandlung z.B. eines akuten MS-Schubs mit dem Risiko einer verlängerten Schubdauer sowie einer verzögerten und geringeren Symptomrückbildung einhergeht. Er muß in die Lage versetzt werden, das Risiko der Behandlung und das der Nichtbehandlung gegeneinander abwägen zu können.

Bei sachlicher Aufklärung, die den Patient informiert und ihn nicht zu einer Entscheidung drängt, sondern ihm diese selbst überläßt, findet man kaum je einen MS-Kranken, der sich nicht mit der Behandlung einverstanden erklärt. Die meisten Patienten kommen sogar nach kurzer Bedenkzeit von sich aus auf den Arzt zu und erklären, sie möchten, daß diese Therapie erfolgt. Unschlüssigen Patienten empfiehlt sich die Nennung von Mitpatienten, die bereits Erfahrungen mit der Stoßtherapie besitzen, da deren Angaben oft ein größeres Vertrauen entgegengebracht wird.

Das Aufklärungsgespräch braucht nicht stundenlang zu dauern, sondern kann während der Visite erfolgen und beispielsweise folgendermaßen ablaufen: »Die Prednisolonstoßtherapie ist ein Verfahren, das wir schon bei mehr als 500 MS-Patienten eingesetzt haben, und mit dem wir – ebenso wie viele andere Neurologen – gute Ergebnisse erzielen konnten. Diese Behandlung führt zu einer rascheren Rückbildung der Entzündungsherde im Gehirn. Die Verträglichkeit ist meistens gut, und wir haben nie ernsthafte Nebenwirkungen beobachtet. Sofern leichtere Nebenwirkungen wie Nervosität, Schlafstörungen oder ›Magendrücken‹ auftreten, können wir Ihnen für einige Tage Mittel dagegen anbieten. Überlegen Sie sich, ob Sie diese Behandlung möchten, und geben Sie uns morgen früh Bescheid. Wir drängen Sie in keiner Weise und überlassen die Entscheidung ganz Ihnen. Sie sollten aber wissen, daß ohne diese Behandlung der jetzige Krankheitsschub vermutlich länger andauern wird und daß möglicherweise schwerere Restsymptome zurückbleiben werden.«

4.4 Praktische Durchführung der i.v. Prednisolonstoßtherapie

Die hochdosierte i.v. Stoßtherapie kann mit Prednisolon oder Methyl-prednisolon durchgeführt werden, wobei sich in den letzten Jahren die Verabreichung von je 500 mg tgl. an 5 aufeinanderfolgenden Tagen weitgehend durchgesetzt hat (Milligan et al. 1987; Beer u. Kessenring 1991; Matthews et al. 1991). Gegenüber der früher üblichen Einzeldosis von 1000 mg – die auch heute noch von manchen Autoren bevorzugt wird (Bindoff et al. 1988) – ist nach unseren Erfahrungen keine Wirkungseinbuße ersichtlich (s. Tabelle 2.5). Möglich, aber zur Erzielung eines optimalen Behandlungseffektes offenbar nicht erforderlich, ist die orale Weiterbehandlung mit Prednisolon über 10-14 Tage. Dabei werden meist initial 75-100 mg verabreicht und in dem genannten Zeitraum ausgeschlichen. Nach eigener Einschätzung erhöht eine orale Nachbehandlung nur die Häufigkeit von Nebenwirkungen, ohne eine eindeutige Verbesserung des therapeutischen Ansprechens zu erzielen. Da außerdem die abrupte Beendigung der Therapie nach der 5. Infusion nie zu Entzugserscheinungen und – zumindest bei MS-Patienten – zu keinen Zeichen eines supprimierten adrenalen Regelkreises führt, halten wir die orale Nachbehandlung für entbehrlich. Dagegen kann in Einzelfällen nach einem mehrtägigen Intervall eine 2. Infusionsserie (3- bis 5mal 500 mg) angeschlossen werden, sofern die 5tägige Behandlung keine (oder keine ausreichende) Besserung zur Folge hatte; dasselbe gilt beim Einsetzen eines erneuten Krankheitsschubs (Matthews et al. 1991).

Als Trägerlösung kommen 250 ml Lävulose bzw. – wegen der gelegentlichen Fruktoseintoleranz – 250 ml 5%ige Glukose oder physiologische Kochsalzlösung in Betracht (Tabelle 4.1). Mit allen genannten Lösungen ist Solu-Decortin H kompatibel (Hehenberger 1986). Um kristalline Ausfällungen zu vermeiden, sollte die Infusionslösung spätestens 2 h nach dem Ansetzen angehängt werden. Am günstigsten ist es, die Infusionen morgens vor 8.00 Uhr anzuhängen, da zu dieser Zeit die Nebennierenrindensuppression am geringsten ist (Kaiser u. Kley 1982). Wegen möglicher Elektrolytverschiebungen bei rascher Verabreichung von (Methyl-)Prednisolon ist eine Mindestinfusionsdauer von 30 min einzuhalten.

Im Hinblick auf den, auch bei synthetischen Kortikoiden, nachweisbaren mineralokortikoiden Effekt empfiehlt sich in der Behandlungsphase

Tabelle 4.1. Praktische Durchführung der hochdosierten i.v. Stoßtherapie mit Prednisolon bzw. Methylprednisolon

Präparat	Prednisolon oder Methylprednisolon in 250 ml 5%iger Glukose- oder 0,9%iger NaCl-Lösung
Dosis	500 mg an 5 aufeinanderfolgenden Tagen vor 8.00 Uhr morgens
Infusionsdauer	30-60 min
Interaktionen	Phenytoin, Barbiturate und Rifampicin führen zu einem beschleunigten Abbau der Kortikoide in der Leber
Ernährung	Natriumarme und kaliumreiche Kost, Ausgleich einer vorbestehenden Hypokaliämie

eine natriumarme und kaliumreiche Kost. Eine etwaige vorbestehende Hypokaliämie (Laxanzien!) muß vor Behandlungsbeginn ausgeglichen werden.

Bei Patienten, die Phenytoin, Barbiturate oder Rifampicin erhalten, müssen mögliche Interaktionen im Sinne einer Enzyminduktion mit beschleunigtem Abbau von Kortikoiden in der Leber berücksichtigt werden. Wir empfehlen deshalb, bei dieser kleinen Gruppe von MS-Patienten die früher generell übliche Dosis von 5mal 1000 mg zu verabreichen.

Andere bei MS häufige Begleitmedikationen wie Antispastika, Azathioprin, Mittel zur Behandlung neurogener Blasenstörungen oder Harnwegsinfekte können unverändert beibehalten werden und beeinflussen den Effekt der Kortikoidstoßtherapie nicht.

Im allgemeinen ist die Prednisolonstoßtherapie in ihrer Durchführung so problemlos, daß sie bereits vielfach in der Praxis von niedergelassenen Neurologen erfolgt. Matthews et al. (1991) halten eine solche ambulante Durchführung der Stoßtherapie für akzeptabel, sofern eine adäquate Überwachung der Patienten gewährleistet ist.

Literatur

Abbruzzese G, Gandolfo C, Loeb C (1983) »Bolus« methylprednisolone versus ACTH in the treatment of multiple sclerosis. It Neurol Sci 2: 169-172

Aita JF (1982) Letter to the editor. Arch Neurol 39: 194-195

Alexander L, Berkeley AW, Alexander AW (1961) Multiple sclerosis: prognosis and treatment. Thomas, Springfield

Arsura E, Brunner NG, Namba T, Grob D (1985) High-dose intravenous methylprednisolone in myasthenia gravis. Arch Neurol 42: 1149-1153

Barnes MP, Bateman DE, Cleland PG et al. (1985) Intravenous methylprednisolone for multiple sclerosis in relapse. J Neurol Neurosurg Psychiat 48: 157-159

Beck RW, Cleary PA, Anderson MM et al. (1992) A randomized controlled trial of corticosteroids in the treatment of acute optic neuritis. N Engl J Med 326: 581-588

Beer S, Kesselring J (1991) Steroidtherapie bei Multipler Sklerose. Schweiz med Wochenschr 121: 961-969

Bernat JL (1981) Intraspinal steroid therapy. Neurology 31/2: 168-71

Bindoff L, Lyons PR, Newman PK, Saunders M (1988) Methylprednisolone in multiple sclerosis: a comparative dose study. J Neurol Neurosurg Psychiat 51: 1108

Brainin M, Neuhold A, Treisner T et al. (1989) Changes within the »normal« cerebral white matter of multiple sclerosis patients during acute attacks and during high-dose cortisone therapy assessed by means of quantitative MRI. J Neurol Neurosurg Psychiat 52: 1355-1359

Buckley C, Kennard C, Swash M (1982) Treatment of acute exacerbations of multiple sclerosis with intravenous methylprednisolone. J Neurol Neurosurg Psychiat 45: 179-186

Cathcart ES, Idelson BA, Sheinberg MA, Couser WG (1976) Beneficial effects of methylprednisolone »pulse« therapy in proliferative lupus nephritis. Lancet i: 163-6

Cerrilli J, Miller JA (1972) The effect of massive pulse steroid therapy on water content of the rat brain. Transplantation 14: 403-5

Chiappa KG, Parker SW, Shahani BT (1985) Pathoneurophysiology of multiple sclerosis: the blink reflex, electro-oculography and evoked potentials. Handbook of clinical neurology, vol 3. Elsevier, Amsterdam, p 47

Compston A (1991) Limiting and repairing the damage in multiple sclerosis. J Neurol Neurosurg Psychiat 54: 945-948

Compston DAS, Milligan NM, Hughes PJ et al. (1987) A double-blind controlled trial of high dose methylprednisolone in patients with multiple sclerosis: 2. laboratory results. J Neurol Neurosurg Psychiat 50: 517-522

Conn HO, Blitzer BL (1976) Nonassociation of adrenocorticosteroid therapy and peptic ulcer. Engl J Med 294: 473

Danielson DA, Orter JB, Lawson DH et al. (1981) Drug-associated psychiatric disturbances in medical inpatients. Psychopharmacology 74: 105

Davis FA, Schauf CL (1976) Neural blocking activity of multiple sclerosis and EAE sera. Neurology 26: 43-44

Diener HC, Dichgans J (1989) Wertigkeit der somatosensorisch, visuell und akustisch evozierten Potentiale in der Diagnostik der multiplen Sklerose in: Stöhr M et al. Hrsg. Evozierte Potentiale. SEP-VEP-AEP-EKP-MEP. Springer, Berlin Heidelberg New York, S 456-461

Dowling PC, Bosch VV, Cook SD (1980) Possible beneficial effect of high-dose intravenous steroid therapy in acute demyelinating disease and transverse myelitis. Neurology 30: 33-36

Durelli L, Cocito D, Riccio A (1986) High-dose-intravenous methylprednisolone in the treatment of multiple sclerosis: clinical-immunologic correlations. Neurology 36: 238-243

Ellemann K, Bollinger B, Soelberg Soerensen P, Zeeberg I (1988) The antineoplastic effect of methylprednisolone pulse therapy in two patients with glucocorticoid receptor-positive glioblastoma multiforme. Acta Neurol Scand 77: 74-77

Fishman RA, Christy NP (1965) Fate of adrenal cortical steroids following intrathekal injection. Neurology 15: 1-6

Fog T (1964) The long-term treatment of multiple sclerosis with corticoids. Acta Neurol Scand 41: 473-482

Garrett R, Paulus H (1980) Complications of intravenous methylprednisolone pulse therapy (Abstr). Arthritis Rheum 23: 677

Goas JY, Marion JL, Missoum A (1983) High dose intravenous methylprednisolone in acute exacerbations of multiple sclerosis. J Neurol Neurosurg Psychiat 46: 99

Guseo A, Jellinger K (1985) The significance of perivascular infiltrations in multiple sclerosis. J Neurol 211: 51-60

Haaß A, Trabert W, Greßnich N, Schimrigk K (1988) High-dose steroid therapy in Guillain-Barré-syndrome. J Neuroimmunol 20: 305-308

Hafler DA, Weiner HL (1987) In vivo labeling of peripheral blood T-cells using monoclonal antibodies: rapid trafficking into CSF on progressive multiple sclerosis. Ann Neurol 22: 90-93

Halliday AM, McDonald WI (1977) Pathophysiology of demyelinating disease. Br Med Bull 33: 21-6

Harris JO, Frank JA, Patronas N et al. (1991) Serial Gadolinium-enhanced magnetic resonance imaging scans in patients with early, relapsing-remitting multiple sclerosis: implications for clinical trials and natural history. Am Neurol Assoc 29: 548-555

Hatz H, Schalm J (1986) Hochdosierte Kortikoidstoßtherapie bei Kollagenosen. Int Welt 9: 254

Hehenberger H (1986) Prednisolon-21-hemisuccinat-Natrium. Kompatibilität in verschiedenen Grundinfusionslösungen. Krankenhauspharmazie. Deutscher Apothekerverlag, Stuttgart

Hopf HC, Röder R, Dieringer H (1991) Argumente für einen restriktiven Einsatz der Magnetresonanztomographie bei der Multiplen Sklerose. Akt Neurol 18: 109-111

Hughes RAC (1991) Prospects for the treatment of multiple sclerosis. J R Soc Med 84: 63-64

Juli E, Kley HK,. Schlaghecke R (1988) Methylprednisolonstoßtherapie. Int Welt 5: 123

Kaiser H (1987) Cortisonderivate in Klinik und Praxis. Thieme, Stuttgart New York

Kaiser H, Kley HK (1992) Cortisontherapie – Corticoide in Klinik und Praxis, 9. Aufl. Thieme, Stuttgart New York

Kamen GF, Erdman GL (1953) Subdural administration of hydrocortisone in multiple sclerosis: effect of ACTH. J Am Geriat Soc 1: 794-804

Kertesz A, Black S, Tokar G (1988) Periventricular and subcortical hyperintensities on magnetic resonance imaging. Arch Neurol 45: 404

Kesselring J, Miller DH, MacManus DG et al. (1989) Quantitative magnetic resonance imaging in multiple sclerosis: the effect of high dose intravenous methylprednisolone. J Neurol Neurosurg Psychiat 52: 14-17

Kimura J (1976) Electrically elicited blink reflex in diagnosis of multiple sclerosis. Brain 98: 413-426

Kocsis JD, Waxman SG (1985) Demyclination: causes and mechanisms of clinical abnormality and functional recovery. Clin Neurol 3/47: 29-47

Kurtzke JF (1983) Rating neurologic impairment in multiple sclerosis: an expanded disability status scale (EDSS). Neurology (Cleveland) 33: 1444-1452

Laxer RM, Stein LD, Petty RE (1987) Intravenous pulse methylprednisolone treatment of juvenile dermatomyositis. Arthritis Rheum 30: 328-334

Loew D (1990) Glukokortikoide. In: Rietbrock N, Staib AH, Loew D (Hrsg) Klinische Pharmakologie. Steinkopff, Darmstadt, S 209-216

Loizou L, Rolfe EB, Hewazy H (1982) Cranial computed tomography in the diagnosis of multiple sclerosis. J Neurol Neurosurg Psychiat 45: 905-912

Lyons PR, Newman PK, Saunders M (1988) Methylprednisolone therapy in multiple sclerosis: a profile of adverse effects. J Neurol Neurosurg Psychiat 51: 285-287

Mackworth-Young CG, David J, Morgan SH, Hughes GRV (1988) A double blind, placebo controlled trial of intravenous methylprednisolone in systemic lupus erythematosus. Ann Rheum Dis 47: 496

Maida E, Summer K (1979) Serum cortisol in multiple sclerosis patients during ACTH treatment. J Neurol 220: 143-148

Marano GD, Goodwin CA, Jehoon PK (1980) Atypical contrast enhancement in computerized tomography of demyelinating disease. Arch Neurol 37: 523-524

Matthews WB (1962) Epilepsy and disseminated sclerosis. Q J Med 31: 141-155

Matthews WB (ed) (1991) Clinical aspects. In: Mc Alpines multiple sclerosis. Churchill Livingstone, Edinburgh, pp 43-298

Mertin J (1985) Drug treatment of patients with multiple sclerosis. Handbook of clinical neurology, vol 3. Elsevier, Amsterdam, pp 187-194

Messer J, Reitmann D, Henry BA et al. (1983) Association of adrenocorticosteroid therapy and peptic ulcer disease. N Engl J Med 309: 21

Miller DH, Barkhof F, Berry I et al. (1991) Magnetic resonance imaging in monitoring the treatment of multiple sclerosis: concerted action guidelines. J Neurol Neurosurg Psychiat 54: 683-688

Miller H, Newell DJ, Ridley A (1961) Multiple sclerosis: trials of maintenance treatment with prednisolone and soluble aspirin. Lancet i: 127-129

Milligan NM, Newcombe R, Compston DAS (1987) A double-blind controlled trial of high dose methylprednisolone in patients with multiple sclerosis: 1. clinical effects. J Neurol Neurosurg Psychiat 50: 511-516

Miró J, Amado JA, Pesquera C et al. (1990) Assessment of the hypothalamic-pituitary-adrenal axis function after corticosteroid therapy for MS relapses. Acta Neurol 6: 524-518

Moses RE, McCormick A, Nikey W (1981) Fatal arrhythmia after pulsed methylprednisolone therapy. Ann Intern Med 95: 781-2

Murray TJ, Szerb J (1982) High dose pulsed methylprednisolone in multiple sclerosis. Can J Neurol Sci 290

Myers LW (1990) Therapy of multiple sclerosis. Curr Opinion Neurol Neurosurg 3: 208-212

Neild GH, Lee HA (1977) Methylprednisolone pulse therapy in the treatment of polyarteritis nodosa. Postgrad Med 53: 382-7

Newman PK, Saunders M, Tilley PJB (1982) Methylprednisolone therapy in multiple sclerosis. J Neurol Neurosurg Psychiat 45: 941-942

Ohno R, Hamaguchi K, Sowa K et al. (1987) High-dose intravenous corticosteroids in the treatment of multiple sclerosis. Jpn J Med 26: 212-216

Prineas JW, Connell F (1979) Remyelination in multiple sclerosis. Ann Neurol 5: 22-31

Pryse-Phillips WEM, Chandra RK, Bose B (1984) Anaphylactoid reaction to methylprednisolone pulsed therapy for multiple sclerosis. Neurology 34: 1119-1121

Reder AT, Lowy MT, Meltzer HY, Antel JP (1987) Dexamethasone suppression test abnormalities in multiple sclerosis: relation to ACTH therapy. Neurology 37: 849-853

Reulen JPH, Sanders EACN, Hohenhuis LAH (1983) Eye movement disorders in multiple sclerosis and optic neuritis. Brain 196: 121-140

Riffel B, Stöhr M (1985) Hochdosierte Prednisolon-Gabe in der Therapie der Multiplen Sklerose (Erfahrungsbericht). Psycho 11: 431-432

Rose AS, Kuzma JW, Kurtzke JF (1970) Cooperative study in the evaluation of therapy in multiple sclerosis: ACTH vs placebo. Final report. Neurology 20: 1-59

Sato S, Quarles RH, Brady RO, Tourtellotte WW (1984) Elevated neural protease activity in myelin from brians of patients with multiple sclerosis. Ann Neurol 5: 264-7

Schauf CL, Schauf V, Davis FA, Mizen MR (1978) Complement-dependent serum neuroelectric blocking activity in multiple sclerosis. Neurology 26-30

Scolding JH, Compston DAS (1991) Oligodendrocyte macrophage interactions in vitro triggered by specific antibodies. Immunology 72: 127-32

Scolding NJ, Jones J, Compston DAS, Morgan BP (1990) Oligodendrocyte susceptibility to injury by T-cell perforin. Immunology 70: 6-10

Sigwald M, Bouttier D, Raymondeaud C (1955) Le traitement de certaines affections neurologiques chroniques par l'injections sous-arachnoidienne d'hydrocortisone: Premiers résultats. Rev Neurol (Paris) 93: 600-605

Smith T, Zeeberg I, Sjö O (1986) Evoked potentials in multiple sclerosis before and after high-dose methylprednisolone infusion. Eur Neurol 25: 67-73

Snyder BD, Lakatua DJ, Poe RP (1981) ACTH-induced cortisol production in multiple sclerosis. Ann Neurol 10; 388-389

Spoor TC, Rockwell DL (1988) Treatment of optic neuritis with intravenous megadose corticosteroids. A consecutive series. Ophthalmology 95: 131-134

Springer TA (1990) Adhesion receptors of the immune system. Nature (London) 346: 425-34

Steegmanns I, Rittmann M, Bayerl JR, Gitzelmann R (1990) Erwachsene mit hereditärer Fructoseintoleranz: Gefährdung durch Fructoseinfusion. DMW 14: 539

Stöhr M (1989a) Physiologie und Pathophysiologie der Impulsleitung In: Stöhr M et al. (Hrsg) Evozierte Potentiale. SEP-VEP-AEP-EKP-MEP. Springer, Berlin Heidelberg New York, S 1-18

Stöhr M (1989b) Somatosensible Reizantworten von Rückenmark und Gehirn (SEP) In: Stöhr M et al. (Hrsg) Evozierte Potentiale. SEP VEP-AEP-EKP-MEP. Springer, Berlin Heidelberg New York, S 23-251

Stubbs SS, Morrell RM (1973) Intravenous methylprednisolone sodium succinate: adverse reactions reported in association with immunosuppressive therapy. Transpant Proc 5: 1145-6

Thompson AJ, Kennard C, Swash M et al. (1989) Relative efficacy of intravenous methylprednisolone and ACTH in the treatment of acute relapse in MS. Neurology 39: 969-971

Tourellotte WW (1978) Multiple sclerosis: the blood brain barrier and the measurement of de novo central nervous system IgG synthesis. Neurology 29: 76-83

Tourtellotte WW, Haerer AF (1965) Use of an oral corticosteroid in the treatment of multiple sclerosis. Arch Neurol 12: 536-545

Tröhler U (1991) Was ist therapeutische Erfahrung? Dtsch Ärztebl 88: 2156-2162

Troiano R, Hafstein M, Ruderman M et al. (1984) Effect of high-dose intravenous steroid administration on contrast-enhancing computed tomographic scan lesions in multiple sclerosis. Ann Neurol 15: 257-263

Trotter JL, Garvey WF (1980) Prolonged effects of large-dose methylprednisolone infusion in multiple sclerosis. Neurology 30, 702-8

Wajgt A, Gorny MK, Jenek R (1983) The influence of high dose prednisone medication on autoantibody specific activity and on circulating immune complex level in cerebrospinal fluid of multiple sclerosis patients. Acta Neurol Scand 68: 378-85

Warren KG, Catz I (1986) Diagnostic value of cerebrospinal fluid anti-myelin basic protein in multiple sclerosis patients. Ann Neurol 20: 20-5

Warren KG, Catz I (1987) A correlation between CSF MBP and anti-MBP in MS. Ann Neurol 21: 183-9

Warren KG, Catz I, Jeffrey VM, Carroll DJ (1986) Effect of methylprednisolone on CSF IgG parameters, myelin basic protein and anti-myelin basic protein in multiple sclerosis exacerbations. Can J Neurol Sci 13: 25-30

Warren KG, Catz I, Carroll DJ (1987) Effects of high-to-mega-dose synthetic corticosteroids on multiple sclerosis patients with special reference to cerebrospinal fluid antibodies to myelin basic protein. In: Clinical neuropharmacology, vol 10. Raven, New York, pp 397-411

Wener MH (1987) The use of steroidal agents via intermittent pulse administration. In: Wilkens RF, Dahl SL (eds) Therapeutic controversies in rheumatic diseases. Grune and Stratton, Orlando

Williams IA, Baylis EM, Shipley ME (1982) A double-blind placebo-controlled trial of methylprednisolone pulse therapy in active rheumatoid disease. Lancet ii: 237-40

Willoughby EW (1985) High dose intravenous steroid treatment in multiple sclerosis. NZ Med J 98: 447

Wolswijk G, Noble M (1989) Identification of an adult specific glial progenitor cell. Development 105: 387-400

Zabel P, Horst JH, Kreiker C, Schlaak M (1990) Circadian rhythm of interleukin-1 production of monocytes and the influence of endogenous and exogenous glucocorticoids in man. Klin Wochenschr 68: 1217

Sachwortverzeichnis

ACTH   10–11, 15, 16, 21, 59, 60
adrenaler Regelkreis   4
Akne   37
anaphylaktische Reaktion   56
anaphylaktischer Schock   7
Antazida   57
Anti-MAg   70
Anti-MBP (basisches
   Myelinprotein)   67, 69, 70
Aphasie   53
Arachidonsäurekaskade   3
Astrozytose   61, 63
Ataxie   48, 51
Aufklärung   73–74
Autoimmunreaktion   9
Axonverlust   61

basisches Myelinprotein (Anti-
   MBP)   67, 70
Behandlungsdauer   24
Behinderungsgrad   60
Beurteilungskriterien   25–29
Blut-Hirn-Schranke   9, 41, 44, 61, 62,
   63, 70

Candidiasis   57
Carbamazepin   52, 66
Computertomographie   43, 62
corticotropin releasing hormone   1
Cushing-Syndrom   10

Demyelinisierung   39, 61, 63–66
Depression   57
Dermatomyositis   11

Dexamethason   2
Diabetes mellitus   72
Duodenalulzera   8

Elektronystagmographie   38
Elektrolytkonzentration   40
Elektrolytverschiebung   56, 72
Epilepsie   7, 37, 57, 73
Ernährung   76
Euphorie   37
expanded disability status scale
   (EDSS)   25, 27

Fructoseintoleranz   7

Gadolinium-DTPA   41, 42
Glukokortikoide   2ff.
Guillain-Barré-Syndrom   14

H_2-Blocker   57
Harnwegsinfekt   37, 57, 58, 73
Hemiparese   53
Herzrhythmusstörungen   7
Herzstillstand   56
Hirnödem   4
Hüftkopfnekrose   56
Hyperexzitabilität   64
Hyperglykämie   37, 57
Hyperkortizismus   5
Hypertonie arterielle   6, 37, 57, 72
Hypokaliämie   6, 7
Hypokortisolismus   10
Hypothalamus-Hypophysenvorder-
   lappen-Nebennierenrinden-Achse   4

Impulsleitungsgeschwindigkeit 66
Impulsleitungsverzögerung 64
Impulsübertragung 64
Impulsverzögerung 40
Infektionen 8, 25, 56
Infektionskrankheiten 72
Infusionsdauer 76
Interaktionen 76
Interleukin 1 3
intraspinale Steroidtherapie 5
intrathekale IgG-Synthese 67, 70
Ionenkanäle 66
Ionenmilieu 64, 65, 70

kardiale Arrhythmien 56
Kardiopathie 72
Katarakt 56
Kernspintomographische Diagno-
    stik 41–45, 62
Knochennekrose, aseptische 6
Kontraindikationen 8
Kontrastmittelenhancement 41, 43
Kortikoidrezeptorkomplex 3
Kortisol 1
Kortisonangst 73
Krampfschwelle 7
Krankheitsdauer 35, 60
Krankheitsverlauf 31, 33–35, 60

Leitsymptome 26, 31, 32, 33
Leitungsblock 39, 40, 63, 64, 65
Leitungsgeschwindigkeit 39
Leitungsverzögerung 39
Lipokortine 3
Lymphozyteninfiltration 61

Magen-Darm-Ulzera 8, 72
Makrophagen 8, 62, 63
Mechanosensitivität 64, 66
Membranerregbarkeit 64
Membranstabilität 70
Methylprednisolon 2, 11–13, 14–16,
    18, 21, 37, 59, 71, 75
Myasthenia gravis 11

Nebennierenrindeninsuffizienz 4, 6
Nebenwirkungen 5, 8, 35–37, 56–58,
    60, 73
neuroblockierende Faktoren 65
Niereninsuffizienz 72

Oberbauchbeschwerden 37, 57
Ödeme 37, 58
Oligodendrozyten 61, 62, 63
Optikusneuritis 14
Orbicularis-oculi-Reflex 38
Osteoporose 6

Parästhesien 64
Paraparese 51
pharmakodynamische Interaktionen
    5
Phospholipase A2 3
Plaques 61
Potentiale
–, akustisch evozierte 38, 49
–, motorisch evozierte 50, 51
–, multimodal evozierte 45, 49, 64
–, somatosensibel evozierte 38, 51,
    53
–, visuell evozierte 38, 45
Pseudoschübe 25
Psychosen 7, 35, 37, 56, 73
Prednisolon 2, 16, 24, 29, 30, 37, 47,
    49, 50, 51, 53, 58, 59, 71, 72, 75
Prednison 2, 10

Remyelinisierung 61, 66
Retrobulbärneuritis 25, 40, 45

Schlafstörungen 57
Schubbeginn 31, 32
Schubdauer 74
Sicherheitsfaktor der Impulsübertra-
    gung 39
Steroiddiabetes 6
Stoßtherapie 11, 24, 30, 47, 49, 50,
    51, 53, 58, 59, 66, 71, 72, 74, 75
Streßreaktion 4

T-Lymphozyten 3, 9, 62
Temperatureinflüsse 39
Therapiebeginn 33–35
Trägerlösung 75
Transkortin 2

Ulkusprophylaxe 6
Unverträglichkeit 35

Vasopressin 1
Verlaufsform der MS 24

zirkadianer Rhythmus 1, 4
Zytokine 62